## DANKSAGUNG:

An dieser Stelle möchte ich mich bedanken,

- bei all meinen Lehrern, die bei der Entwicklung meines Denkens ihre Fingerabdrücke hinterlassen haben.

- bei all meinen Patienten, mit ihren talentierten, helfenden Händen, Ohren und Augen.

- bei meiner Familie, mit ihrer nahezu unendlichen Geduld.

# Inhaltsverzeichnis:

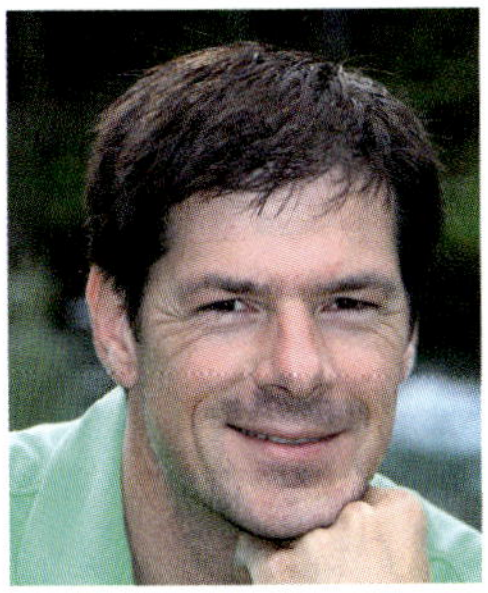

## Vorwort

Liebe leidende Patienten,
liebe interessierte Fachleute,
liebe neugierige Leser:

**Für Sie habe ich dieses Buch geschrieben,**

**da die Medien den größten Ernährungsfehler nicht darstellen.**

Der leidende Patient ist in der Regel derjenige, der sich mit gesunder Ernährung auseinandersetzt und eine Linderung seiner Beschwerden erhofft. Um im Ernährungsdschungel überleben zu können, benötigt er schon eine große Portion Glück. Doch die Ernährungsform zu finden, welche optimal ist und schnell und langfristig die Gesundheit stabilisiert, ist fast schon ein Sechser im Lotto.

Glück benötigt der leidgeplagte Patient deshalb, weil die wenigsten der so genannten „Ernährungsexperten" wirklich verstanden haben, was eine optimale Ernährung auszeichnet. Sie zitieren Studien über Studien und ihnen fehlt, trotz aller Theorien, der Überblick und die praktische Erfahrung mit dem Patienten und seinen Beschwerden.

Auch in Selbsthilfegruppen für chronisch Kranke wird genau die falsche Ernährungsweise propagiert - eine Ernährungsform, die Schmerz und Entzündungen sogar fördert. Dadurch haben Sie als Patient keine Chance gesund zu werden und Ihr Leiden wird unnötig verstärkt und verlängert.
Es gibt fast so viele Ernährungstheorien wie Lebensmittel. Eine neue Theorie ist schnell geboren, wenn eine Ernährungsumstellung mit kurzfristigen Verbesserungen der Beschwerden oder einer Gewichtsreduktion einhergeht.
Sobald das Essen reduziert wird, ist immer eine Verbesserung der Beschwerden zu erwarten. Das weiß jeder, der schon einmal gefastet hat. Nichts essen hilft, aber irgendwann muss Mann oder Frau wieder etwas essen. Deshalb stellt sich die Frage:

**Wie sieht eine optimale Ernährung wirklich aus? Was ist der größte Ernährungsfehler?**

Dieser Frage bin ich in meiner Praxisarbeit in den letzten 20 Jahren nachgegangen. Sie sind in diesem Buch herzlich eingeladen, diese spannende Frage mit mir zu beantworten.

Das Erkennen des größten Ernährungsfehlers öffnet Ihnen sicher die Augen und Sie können im Ernährungsdschungel wieder klar sehen. Somit werden Sie die falschen Empfehlungen von der richtigen Ernährung unterscheiden können.

Ich bin Heilpraktiker, Physiotherapeut und Osteopath und habe mich in meiner Naturheilkundepraxis auf die Therapie von Schmerz und Allergie spezialisiert. Für meine Patienten und auch dank meiner Patienten war ich immer auf der Suche nach der optimalen Ernährung.

Ernährung ist die Basis der Gesundheit. Die meisten Erkrankungen und Schmerzen sind über eine optimale Ernährung schnell, nachhaltig und ganz entscheidend zu beeinflussen.

Anfangs war auch ich vom Glauben überzeugt, eine optimale Ernährung würde so aussehen, wie sie allgemein bekannt ist und von Ernährungsexperten empfohlen wird:
Wenig Fleisch, viel Vollkorn – aber das ist grundsätzlich falsch!

> *„Viele Leute stolpern über die Wahrheit,*
> *die meisten stehen auf und gehen weiter*
> *als ob nichts gewesen wäre."*
>
> *Unbekannt*

In meiner Praxis gab es auch solche geistigen Stolpersteine. Diese haben mir Schritt für Schritt die Augen geöffnet und richtungsweisend geholfen, die optimale Ernährung zu finden.

Deshalb habe ich auch mein sehr ausführliches Buch „Prophylaxe und Therapie durch Artgerechte Ernährung" geschrieben und ein klares, logisches und bio-logisches Bild einer optimalen Ernährung gezeichnet. Dieses Buch war aber anscheinend für die Medien zu umfangreich, um den grundlegenden Fehler der Ernährungsempfehlungen zu erkennen.

Jedes Magazin, jede Gesundheitssendung, alle Ernährungsexperten berichten über den „bösen Zucker", der viele Krankheiten und Übergewicht verursacht und empfehlen das „gesunde, nährstoffreiche Vollkornbrot." Vollkorn ist aber der Wolf im Schafspelz! Glauben Sie nicht weiterhin an das „Goldene Kalb Vollkorn", sondern öffnen Sie Ihre Augen: Zucker macht krank - Vollkorn macht kränker!

Um diese Kernaussage kurz und übersichtlich für jedermann darzustellen, habe ich dieses kleine Büchlein geschrieben.

## Aber Vorsicht: Wissenschaftlich ist nicht gleich wissenschaftlich!

Heute ist es üblich, für alle möglichen Thesen irgendwelche wissenschaftlichen Studien zu zitieren. Einige davon sind gut und aussagekräftig, aber manche sind das Papier nicht wert, auf das sie gedruckt werden.

Krankheitsprozesse, die im Zusammenhang mit Ernährung zu sehen sind, dauern in der Regel sehr lange. Deshalb ist es schwierig, aussagekräftige Studien zu finden, da es keine standardisierten Lebens-, Arbeits- und Ernährungsbedingungen für die Probanden gibt, zumindest nicht über einen längeren Zeitraum. Außerdem sind die Belastbarkeit und die innere Lebensuhr sehr variabel. Nur weil Hr. Johannes Heesters, der ja vitale 108 Jahre alt geworden ist, täglich einen Schnaps getrunken und eine Zigarre geraucht hat, wird wohl niemand auf die Idee kommen, dass er deshalb so alt geworden ist, und Schnaps und Zigarre als gesundheitsfördernd einstufen.

In der Ernährungswissenschaft gilt das Gleiche. Um eine Aussage bzw. Meinung wissenschaftlich zu beweisen, werden oftmals Studien herangezogen und so lange verdreht bzw. fehlinterpretiert, bis endlich der ersehnte „wissenschaftliche Beweis" erbracht ist.

Die wahrscheinlich am meisten zitierte Studie für Ernährungsfragen ist die „Nurses´ Health Study[1]". Hier wurden über mittlerweile 30 Jahre 130.000 Teilnehmer beobachtet und Herz-Kreislauf-Erkrankungen, Krebserkrankungen, Medikamentenkonsum aber auch Ernährungsgewohnheiten dokumentiert und ausgewertet. Man möchte meinen, die Ergebnisse dieser Studie sind „die Wahrheit und nichts als die Wahrheit". Deshalb wird sie auch so oft zitiert und als wissenschaftlicher Beweis angeführt. Allerdings ist diese Studie für Ernährungsfragen nicht wirklich aussagekräftig, denn die Datenerfassung für die Ernährungsgewohnheiten war ein Fragebogen[1], den die Teilnehmer nur alle 4 Jahre ausfüllen mussten. Sie wurden also gefragt: „Was habt ihr denn in den letzten 4 Jahren so ungefähr gegessen?" Bei dieser Art der Datenerfassung besteht bereits eine Fehlerquelle von 30%. Glauben Sie wirklich, dass mit solch ungenauer Datenerfassung noch sinnvolle Ergebnisse gewonnen werden? „Es ist egal, wieviel Zucker ein Diabetiker isst", dies ist nur ein unsinniges Ergebnis dieser Studie.

So ist auch die Aussage eines Redakteurs von NDR-Visite, zu erklären. Nach einer kritischen Sendung zur Ernährungsempfehlung der Deutschen Gesellschaft für Ernährung (= DGE) sagte er zu mir: „ Das Thema zu klären, ist nicht so einfach, da sowohl Gegner als auch Befürworter die gleichen Studien zitieren!" Diese Aussage zeigt deutlich, wie gut die Studienlage in der Ernährungswissenschaft ist.
Ich werde im Laufe dieses Buches kurz, logisch und mit unstrittigen Fakten den größten Fehler der Ernährung darstellen. Hierzu benötige ich keine Mythen, Floskeln oder fragwürdige Studien, sondern nur einige wenige Fakten.
Es wird allerdings auf den folgenden Seiten ein hartes Stück Arbeit werden, um mit logischen Fakten die falschen Ernährungs-Mythen zu entlarven.

Der ewige Kampf von LOGOS gegen MYTHOS wird auch hier auszufechten sein.

*„Der größte Feind der Wahrheit ist nicht die Lüge –*
*absichtsvoll, künstlich, unehrlich,*
*sondern der Mythos –*
*fortdauernd, verführerisch und unrealistisch."*

*John F. Kennedy (1917-63)*

**Also, auf in den Kampf! Lassen Sie sich die Augen öffnen!**

# 1. Zucker macht krank

Dies ist allgemein bekannt und natürlich keine Neuheit. Jeder der sich mit Ernährung beschäftigt, weiß, dass große Zuckermengen Krankheiten und Übergewicht fördern, und er wird bei Beschwerden erst mal Zucker sparen und sich die Süßigkeiten verkneifen.
In diesem Punkt sind sich ausnahmsweise sogar alle Ernährungsexperten einig, auch wenn es ansonsten ziemlich unterschiedliche Anschauungen und Meinungen zur optimalen Ernährung gibt.

Laut der Weltgesundheitsorganisation (WHO) sollten höchstens zehn Prozent der täglichen Kalorien in Form von Zucker aufgenommen werden[2] - das sind 50g Zucker am Tag.

Auch in allen Medien liest und hört man, wie ungesund Zucker ist. Dies wird fast täglich berichtet. Diese Thematik braucht man keinem erklären und nahebringen. Das ist auch nicht Ziel meines Buches. Ziel ist es vielmehr, den größten Ernährungsfehler zu entlarven.

Ich werde Ihnen im 1. Kapitel nur nahebringen, wie tiefgreifend falsche Ernährungsgewohnheiten mit großen Zuckermengen die Gesundheit beeinträchtigen. Dazu werde ich darstellen, wie sich zu viel Zucker biochemisch auf Krankheitsprozesse auswirkt.

Zucker ist zwar ein wichtiger Baustoff und Energielieferant - aber nur in normalen, physiologischen, bio-logischen Mengen. Zu viel Zucker führt zu verschiedenen Belastungen und Schäden, die wir uns später genau ansehen.
Der Überschuss an Zucker wird umgewandelt in Fett und am Bauch gespeichert. Fette können allerdings nicht wieder in Glucose zurückverwandelt werden.

Seinen niedrigen Zuckerbedarf kann der Körper auch selbst decken, indem er die wenige Glucose aus Aminosäuren (= Eiweißbausteinen) neu baut.

Die Zuckermenge, die wir täglich essen müssen, liegt also bei 0 g/Tag. Deshalb können wir auch tagelang ohne Essen auskommen, obwohl der Zuckerspeicher im Organismus nach maximal 4 Stunden ausgeleert ist. Deshalb braucht ein Baby nach spätestens 4 Stunden „Zucker-Nachschub" - genauso wie ein „Zucker-Junkie".

Für die Energiegewinnung benötigen die Zellen Fettsäuren und Zucker. Gehirnzellen können aber im Gegensatz zu allen anderen Zellen keine Fettsäuren zur Energiegewinnung nutzen. Sie produzieren ihre Energie aus Zucker und Ketonen. Ketone (Acetoacetat und β-Hydoxybutyrat) werden im Hungerzustand - der genetisch als wichtige Überlebensstrategie sehr gut trainiert ist - aus Fettsäuren gebaut. Bei der Ketonsynthese werden die Ketone aus Acetyl-CoA (aus β-Oxidation) gebildet und ersetzen im Gehirn den Zucker als Energiequelle.

Der Körper kann also die nötige Glucose aus Aminosäuren (= Eiweißbausteinen) neu aufbauen. Somit könnten wir langfristig fasten und uns auch komplett ohne Zucker ernähren. Hierbei schaltet der Organismus nach ca. 2 Wochen auf das Fastenprogramm um und es werden Ketone gebildet. Diese Ernährungsform ist eine Sonderform der Low Carb Ernährung, die sog. „Ketogene Ernährung".

Für den Organismus ist es unerheblich, welche Zuckerart er zu verdauen hat - letztendlich entsteht daraus immer Glucose (Traubenzucker) und gelangt ins Blut (siehe Abb. 54). Zuckerart und Zuckermenge entscheiden allerdings über die Geschwindigkeit und das Ausmaß der Blutzuckererhöhung. Durch die Messungen des Glykämischen Index (= GI) muss der angeblich „langsame Blutzuckeranstieg von Stärke und Vollkorn" aber ins Reich der Märchen verbannt werden. Aber dazu später im Kapitel 2.4 mehr.

Nachdem alle Zuckerarten früher oder später als Glucose (Traubenzucker) im Blut erscheinen, darf bei Krankheitsprozessen nicht zwischen „gut und böse“, sondern nur zwischen „wenig und zu viel“ unterschieden werden.

## 1.1 Normaler Zuckerbedarf - wie viel ist zu viel?

Der genaue Zuckerbedarf (als Baustoff und Energiequelle) lässt sich allerdings nur sehr schwer bestimmen. Wie vorher erklärt, kommt der Körper langfristig komplett ohne Kohlenhydratzufuhr aus und ist fit und leistungsfähig.
Den Zuckerbedarf deckt er dabei selbst, indem er Aminosäuren (also Eiweiß) in Zucker umbaut. Diese Verschwendung der Eiweiße und auch die Arbeit für die Zuckerneubildung kann dem Organismus erspart werden, indem der normale, physiologische und bio-logische Bedarf an Glucose über die Ernährung gedeckt wird - was unglücklicherweise auch noch gut schmeckt.

Der tägliche Bedarf liegt **im Bereich von Obst und Gemüse,** d.h. im Rahmen von natürlichen, bio-logischen Zuckermengen. Obst und Gemüse enthalten pro Portion bis zu 20 g Zucker.

**Somit wird der normale Zuckerbedarf bei ca. 60 g/Tag liegen.**

Zu viel Zucker stellt eine sehr große Stressbelastung für den gesamten Organismus dar.
Die Frage, die sich bei großen Zuckermengen stellt, ist nur, ob und wie lange Ihr Organismus dieser enormen Belastung standhält.

Im nächsten Abschnitt will ich Ihnen die Belastungen und Schäden, die der Konsum von zu viel Zucker auslöst, genauer näherbringen. Hierfür werde ich Ihnen die biochemischen Verbindungen zwischen Zucker und Krankheitsprozessen tabellarisch skizzieren.
Warum Biochemie?
Weil ich meine Aussagen zum Zucker biochemisch und wissenschaftlich, logisch und nachvollziehbar begründen und belegen möchte.
Ich muss mich nämlich immer wieder auf´s Neue ärgern, wenn ich so manche Ernährungsmärchen höre, die nie belegt worden sind und die auch nicht belegt werden können. Ich denke da zum Beispiel an die Märchen von „Fleisch und Gicht“, „Eiweiß und Übersäuerung“, „Eier und Cholesterin“ oder an „das gesunde Vollkornbrot“ (siehe 2.7). All dieser Unsinn wird immer wieder gepredigt und somit auch für wahr gehalten, obwohl ein paar unumstößliche Fakten und ein wenig Logik reichen würden, um diese Mythen zu entlarven.

Deshalb werde ich biochemische Fakten zusammentragen, um die Krankheitsprozesse, die durch Zucker ausgelöst werden, nachvollziehbar darzustellen.
Die Schäden und Funktionseinschränkungen, die zu große Zuckermengen auslösen, werden am deutlichsten bei Patienten mit Diabetes mellitus (Zuckerkrankheit).
Sie leiden vermehrt an Übergewicht, Bluthochdruck, Herzinfarkt, Schlaganfall, Krebs, Nervenerkrankungen, Augenerkrankungen und arteriellen Verschlusskrankheiten.

Die gleichen schädigenden Einflüsse treten auch bei Personen ohne Diabetes auf, allerdings nicht ganz so schnell, da der Blutzuckerspiegel nach Zuckerkonsum nicht so lange erhöht ist, wie bei Diabetes-Patienten.
Die Schäden und Funktionseinschränkungen von zu großen Zuckermengen hängen vom Ausmaß und der Dauer der Zuckerbelastung ab und werden im Wesentlichen auf 4 biochemischen Wegen vermittelt:

1. Zu viel Zucker im Magen-Darm-Trakt (siehe 1.2)
2. Zu viel Zucker im Blut, der Hyperglykämie (siehe 1.3)
3. Zu viel Insulin, das benötigt wird, um die Hyperglykämie zu senken (siehe 1.4)
4. Verzuckerung von Zellen und Gewebe (siehe 1.5)

Wenn Sie sich die biochemischen Details ersparen möchten, können Sie gleich zur Zusammenfassung (siehe 1.6) übergehen.

## 1.2 Zu viel Zucker im Magen-Darm-Trakt

Die ersten Zellen, die durch diese großen Zuckermengen belastet werden, sind die Schleimhautzellen des Magen-Darm-Trakts. Im Folgenden werden wir uns ansehen, welche Folgen durch zu viel Zucker, von der Mundhöhle bis zum Enddarm, ausgelöst werden.

### 1.2.1 Zu viel Zucker führt zu Zahn- und Zahnfleischerkrankungen

Zu viel Zucker führt - wie jedes Kind weiß - zu Zahnerkrankungen, da Streptokokken den Zucker vergären und dadurch Säuren produzieren. Diese Säuren lösen Mineralien aus der Zahnhartsubstanz (Zahnschmelz und Dentin) und dadurch wird die Zahnsubstanz nachhaltig geschädigt und es entsteht Karies - der Zahn wird dadurch langsam zerstört.

Aber nicht nur Zucker, direkt in der Mundhöhle, sondern auch der Zucker im Blut führt zu Zahnerkrankungen, da über verschiedene Wege chronische Entzündungen am Zahnfleisch (Parodontitis) ausgelöst werden. Durch zu viel Zucker werden genauso Entzündungen gefördert (siehe 1.3.5) wie durch die Verzuckerung des Gewebes entstandene AGEs (siehe 1.5.1).
Zucker und AGEs aktivieren NF-kappaB, das zur Freisetzung von verschiedenen Entzündungsfaktoren (TNF-α, IL-1, IL-6, COX-2) führt. Dies geschieht durch direkte Freisetzung der Epithelzellen des Zahnfleischs, aber auch über eine allgemeine Erhöhung der Entzündungsfaktoren im Blut.
Durch diese chronischen Entzündungen kommt es zur zerstörerischen Parodontitis.

| Zu viel Zucker im Magen-Darm-Trakt | Reaktionen | Wirkung |
|---|---|---|
| in der Mundhöhle | | |
| | Streptokokken bilden **Säuren** | Karies |
| | aktiviert **NF-kappaB** und fördert somit Entzündungen | Parodontitis |
| Zahnerkrankungen | | |

*Abb. 1: Zu viel Zucker führt zu Zahnerkrankungen*

Das größte Risiko für die zerstörerische Parodontitis haben? Ja richtig, Diabetiker!

## 1.2.2 Zu viel Zucker führt zu Sodbrennen und Gastritis

Die weltweit am häufigsten verordneten Medikamente sind „Magentabletten", sogenannte Säureblocker. Dadurch lässt sich vielleicht erahnen, wie häufig eine gestörte Säurezusammensetzung des Magens Beschwerden bereitet.
Bei der Entstehung der Säureproblematik spielen ebenfalls zuckerreiche Nahrungsmittel die Hauptrolle. Durch diese großen Zuckermengen kommt es zu verstärkter und verlängerter Freisetzung der Magensäure, die langfristig Gastritis und Refluxerkrankung auslöst.
Die Magensäurefreisetzung wird hauptsächlich durch die Gewebshormone Gastrin und Histamin erhöht. Gastrin wird durch die Dehnung des Magens freigesetzt, deshalb spielt die regelmäßige Überdehnung des Magens durch Stärke-Nahrungsmittel (Getreide, Reis und Kartoffel) als nährstoffarme, volumenreiche Füllstoffe auch die entscheidende Rolle.
Die Säureproduktion im Magen erhöht sich zusätzlich durch die Histamin-Freisetzung, die im gesamten Magen-Darm-Trakt durch Reaktion des Immunsystems auf AGEs und AGE-Antikörper (1.5.1) erfolgt.

| Zu viel Zucker im Magen-Darm-Trakt | Reaktionen | Wirkung |
|---|---|---|
| im Magen | | |
| | Freisetzung von **Gastrin** durch Magenüberdehnung | |
| | Freisetzung von **Histamin** durch Mastzellen nach Reaktion durch AGE-Antikörper | |
| Sodbrennen und Gastritis | | Vermehrte Säure-Freisetzung des Magens |
| Refluxösophagitis | Blähbauch und dadurch vermehrter intraabdominaler **Druck auf Schließmuskulatur** | Entzündung der Speiseröhre durch aufsteigende Magensäure |

*Abb. 2: Störung der Magensäure-Freisetzung durch Zucker*

Durch Entfernen der Stärke-Nahrungsmittel aus dem Speiseplan und konsequenter Ernährungsumstellung sind in den meisten Fällen die Magenbeschwerden nach maximal 4 Wochen verschwunden.

## 1.2.3 Zu viel Zucker führt zu Blähungen

Zu viel Zucker im Darm wird von Darmbakterien vergoren. Durch diese Gärprozesse entstehen sowohl Gase, wie Kohlendioxid ($CO_2$) und Wasserstoff ($H_2$), als auch Alkohol. Manche der Patienten leiden unter einem Blähbauch - „wie im 6. Schwangerschaftsmonat".
Durch zuckerreiche Mahlzeiten verändert sich mit der Zeit die Darmflora (= Mikrobiota), indem die zuckerverarbeitenden Bakterien - aber auch Hefepilze - durch einen Überschuss an Zuckernahrung gut gefüttert und dadurch gezüchtet werden. Die Darmflora des Menschen wird aus 1.000 verschiedenen Bakterienarten gebildet und enthält insgesamt $10^{14}$ Darmbakterien - wir haben also 100-mal mehr Darmbakterien als Körperzellen. Eine Störung dieser Mikrobiota führt nicht nur zu weitreichenden Darmproblemen, sondern auch zu Störungen des Immunsystems.

| Zu viel Zucker im Magen-Darm-Trakt | Reaktionen | Wirkung |
|---|---|---|
| im Darm | | |
| | **Störungen der Darmflora** | |
| | **Gärprozesse** | Gärgase und Alkohol entstehen |
| **Blähungen** | | |

*Abb. 3: Gärprozesse durch zu viel Zucker*

## 1.2.4 Zu viel Zucker führt zu Entzündungen der Darmschleimhaut

Zu viel Zucker im Darm führt zu Entzündungsprozessen, da zu viel Zucker in der Darmzelle (= Enterozyt) zu einer Aktivierung von NK-kappaB und damit zur Freisetzung von Entzündungsfaktoren (TNF-α, IL-1, IL-6, COX-2) führt. Verstärkt werden diese Entzündungsprozesse durch verzuckerte Zellstrukturen (siehe 1.5), die Amadori-Komplexe und AGEs bilden und dadurch eine Abwehrreaktion des Immunsystems (Entzündung und auch Autoimmunprozesse) auf die veränderten Schleimhautzellen auslösen. Das Immunsystem des Darms umfasst 50% der Immunzellen des gesamten Organismus. Somit können durch Belastungen der Darmimmunität schwere Störungen und Fehlregulationen des Immunsystems auch den restlichen Körper schädigen.

| Zu viel Zucker im Magen-Darm-Trakt | Reaktionen | Wirkung |
|---|---|---|
| an der Darmschleimhaut | | |
| | aktiviert **NF-kappaB** | Steuert DNA |
| | erhöht **TNF-α, IL-1, IL-6, COX-2** | Entzündungsfaktoren |
| | **Akute-Phase-Reaktion** | Entzündungsreaktion |
| **Entzündungen** | | Grundlage verschiedenster Krankheitsprozesse |

*Abb. 4: Entzündungen der Darmschleimhaut durch Zucker*

Die Epithelzellen des Darms haben eine Lebenszeit von 2 bis 20 Tagen. Das bedeutet, die Darmschleimhaut kann sich sehr schnell regenerieren - sofern endlich die Zuckerlast von stärke- und zuckerreichen Nahrungsmitteln aus der Ernährung entfernt wird.

## 1.2.5 Zu viel Zucker führt zu Resorptionsstörungen

Entzündungsreaktionen der Darmschleimhaut führen zusätzlich zu Resorptionsstörungen verschiedener wichtiger Makro- und Mikro-Nährstoffe, die für einen gesunden Organismus aber notwendig sind - Krankheit ist Mangel!

| **Zu viel Zucker im Magen-Darm-Trakt** | Reaktionen | Wirkung |
|---|---|---|
| **an der Darmschleimhaut** | | |
| | **Entzündungen** der Darmschleimhaut | Entzündungsreaktion |
| **Resorptionsstörungen** | | Verstärkung von Nährstoffdefiziten |

*Abb. 5: Resorptionsstörungen der Darmschleimhaut durch Zucker*

## 1.2.6 Zu viel Zucker führt zu Krämpfen im Magen-Darm-Trakt

Die glatte Muskulatur des Magen-Darm-Trakts funktioniert im Wesentlichen wie die Skelettmuskulatur. Ein Energiemangel (ATP-Mangel) führt zu Verspannungen und Krämpfen. Dieser Energiemangel ist die Folge einer Mangeldurchblutung der Darmmuskulatur, ausgelöst durch Entzündungen der Darmschleimhaut. Das am Anfang von Entzündungen freigesetzte Noradrenalin führt zu Krämpfen in den Gefäßzellen und somit zu Mangeldurchblutung der Darmmuskulatur. Diese Krämpfe und Mangeldurchblutung werden durch verschiedene Gefäßhormone und Stickstoffoxid (NO) der Endothelzellen (= Gefäßzellen) aufgehoben. Allerdings wird mit zunehmender Schädigung der Endothelzellen durch AGEs (siehe 1.5.6) die notwendige Mehrdurchblutung zunehmend eingeschränkt sein.

| **Zu viel Zucker im Magen-Darm-Trakt** | Reaktionen | Wirkung |
|---|---|---|
| **glatte Muskulatur** | | |
| | Entzündungsvorgänge führen durch **TNF-α** zur Freisetzung von Noradrenalin | Gefäßspasmen |
| | Störungen der Endothelzellen | |
| | Mangeldurchblutung und ATP-Mangel | Energiemangel |
| **Magen-Darm-Krämpfe** | | |

*Abb. 6: Krämpfe und Verspannungen im Magen-Darm-Trakt ausgelöst durch Zucker*

Je nach Ausmaß der Störungen der Darmmotorik treten Schmerzen, Obstipation (= Verstopfung) und Durchfall auf. Die Verspannungen und Krämpfe führen auch zu einem Rückstau von Gallensäuren und Verdauungsenzymen und somit zu Fehlverdauungsprozessen mit Gärung und Fäulnis.

## 1.2.7 Zu viel Zucker führt zu Durchblutungsstörungen

Durch chronische Entzündungen und Schäden, die durch Zucker im Verdauungstrakt entstehen, wird die Darmmotorik empfindlich und langfristig gestört. Chronische Entzündungen führen zu einer Lymphbelastung und dadurch zu einem Lymphstau und Reizzuständen in der Dünndarmwurzel (Radix Mesenterii). Die Dünndarmwurzel ist die Aufhängestruktur des Dünndarms, welche die Blutgefäße und Lymphgefäße zu den einzelnen Darmschlingen führt. Die Dünndarmwurzel ist mit der rückwärtigen Bauchwand verwachsen und lässt sämtliche großen Blutgefäße (Aorta Abdominalis, Vena Cava Inferior, Ductus Thoracicus) passieren. Zwischen Herz und Unterbauch, Beinen liegt der Darm. Bei Reizzuständen des Dünndarms kommt es zu Schwellungen der Dünndarmwurzel und dadurch zu Durchblutungsstörungen der nachgeschalteten Regionen.
Ebenso können Einschränkungen der Darmmotorik zu Durchblutungsstörungen der Becken- und Beinregion führen, da es mit den Jahren zu Verklebungen der Darmfaszien mit den umliegenden Strukturen kommt. Die Faszien sind dünne Bindegewebshäute, die jedes Organ, jeden Muskel und auch jedes Gefäß umgeben. Genau diese Faszien ermöglichen die Beweglichkeit zwischen den einzelnen Strukturen. Sind die Bewegungen allerdings über Wochen hinweg eingeschränkt, kommt es zu sogenannten Crosslinks (= Querverbindungen) der einzelnen Faszien und somit zu Verklebungen und später zu festen Bindegewebsverbindungen (= Vernarbungen).
Entstehen diese Vernarbungen zwischen Darm und Blutgefäßen, so kommt es auch hier zu Durchblutungsstörungen der nachgeschalteten Regionen.
Ein Blähbauch, der einen erhöhten intraabdominalen Druck verursacht, verstärkt diese Durchblutungseinschränkung zusätzlich.

| **Zu viel Zucker im Magen-Darm-Trakt** | Reaktionen | Wirkung |
|---|---|---|
| | **Lymphstau** und Schwellung der **Dünndarmwurzel** | Irritation der großen Bauchgefäße |
| | **Verklebungen d. Darmfaszien** mit umliegenden Strukturen | lokale Irritation vereinzelter Gefäße im Bauchraum |
| | **Blähbauch** | Druckerhöhung im Bauchraum |
| **Durchblutungsstörungen der nachgeschalteten Regionen** | | Funktionseinschränkungen Darm, Rückenmuskulatur, Blase, Prostata, Gebärmutter, Beinmuskulatur und Gelenke |

*Abb. 7: Durchblutungseinschränkung der Becken- und Beinregion durch Zucker*

## 1.2.8 Zu viel Zucker führt zu Beschwerden im Nackenbereich

Durch Zucker entstehen im Bauchraum Blähungen, Entzündungen, Krämpfe und Vernarbungen. Diese Belastungen und Schäden gehen auch nicht spurlos am Nervensystem des Magen-Darm-Trakts vorüber. Dadurch wird die autonome Steuerung des Verdauungstrakts eingeschränkt und natürlich auch 2 wichtige Nervenpaare gereizt.
Das 1. Nervenpaar bildet der linke und rechte **Nervus Phrenicus**. Er entspringt aus dem Halsmark (C3 - C5) und wandert am Hals entlang durch den Brustraum zum Zwerchfell - unserem wichtigsten Atemmuskel, den er steuert. Teile vom Nervus Phrenicus wandern auch durch das Zwerchfell hindurch und versorgen sensibel das Bauchfell, das alle Bauchorgane (Magen, Bauchspeicheldrüse, Leber, Galle, Dünndarm und Dickdarm) umschließt.
Durch Reizzustände und Schäden im Bauchraum kommt es zur Reizweiterleitung über den Nervus Phrenicus bis hin zum Halsmark, wo er durch Querverbindungen Verspannungen der Nackenmuskulatur, Halswirbelsäulenprobleme und Kopfschmerzen auslösen kann.
Ebenso kommt es durch die Verspannung der Nackenmuskulatur (Musculi Scaleni) zur hochstehenden 1. Rippe, wodurch das Gefäß-Nerven-Bündel, das zwischen Schlüsselbein und 1. Rippe durchzieht, irritiert wird. Dieses Gefäß-Nerven-Bündel versorgt den Schulter-Arm-Hand-Bereich und kann bei Druck durch die hochstehende 1. Rippe (Thoracic Outlet Syndrom) Durchblutungseinschränkungen und Nervenstörungen im gesamten Schulter-Arm-Hand-Bereich auslösen.
Das 2. Nervenpaar, das im Bauchraum irritiert wird, ist der **Nervus Vagus,** der unser 10. Hirnnerv ist. Er kommt also aus dem Gehirn und wandert vom Nacken über den Hals zum Kehlkopf in den Brust- und Bauchraum, wo er die Aktivität aller Brust und Bauchorgane steuert. Er meldet durch seine sensiblen Fasern auch Schäden im Brust- und Bauchraum.

| **Zu viel Zucker im Magen-Darm-Trakt** | Reaktionen | Wirkung |
|---|---|---|
| **Reizung der Bauchorgane und des Bauchfells** | | |
| | **Nervus Phrenicus** (Halsnerv C3 - C5) | Nackenverspannungen, Kopfschmerzen und Störungen der Schulter-Arm-Hand-Region |
| | **Nervus Vagus** (10. Hirnnerv) | Störungen im gesamten Nervengebiet bis hin zu Migräne |
| **Beschwerden im Schulter-Nacken-Arm- und Kopfbereich** | | |

*Abb. 8: Beschwerden im Schulter-Nackenbereich durch zu viel Zucker im Magen-Darm-Trakt*

## 1.3 Zu viel Zucker im Blut - Hyperglykämie

Nachdem alle Zuckerarten in Darm und Leber in Traubenzucker (Glucose) zerlegt wurden, erscheinen diese riesigen Zuckermengen im Blut. Die Glykämische Last (= GL, siehe 2.4), also die Zuckermenge, die nach den Mahlzeiten das Blut überflutet, stellt **die Belastung** für den Stoffwechsel und die Zellen dar. Es kommt - je nach GL - zu einem enormen Blutzuckeranstieg (= Hyperglykämie), der auch bei Nicht-Diabetikern erst nach spätestens 3 Stunden wieder normal ist. Bei Diabetikern steigt der Blutzucker auf deutlich höhere Werte an und bleibt auch noch länger zu hoch.

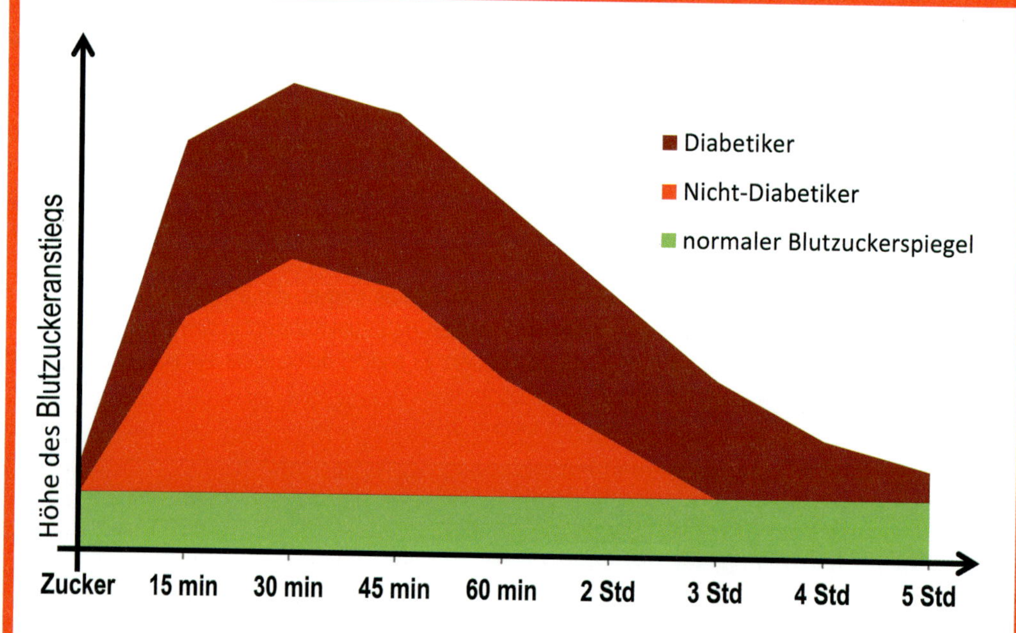


*Abb. 9: Blutzuckererhöhung nach Zuckerkonsum*

Im Folgenden will ich aufzeigen, welche beträchtlichen Folgen diese massiven Blutzuckererhöhungen für jede Körperzelle haben - auch bei Nicht-Diabetikern, die nach den Mahlzeiten natürlich auch mit dem „Zucker-Tsunami" zu kämpfen haben.

### 1.3.1 Zu viel Zucker im Blut führt zu Zuckerüberschuss in den Zellen

Durch die Hyperglykämie kommt es zu einer **Druckbetankung** der Zellen mit Zucker. Dadurch erhöht sich der Zuckergehalt in der Zelle massiv, da die Glucose durch den hohen Konzentrationsunterschied vom Blut ins Gewebe und dadurch in die Zelle gedrückt wird. Verstärkt wird dieser Effekt durch das Insulin (siehe 1.4.1), das in der Bauchspeicheldrüse durch den Zuckerüberschuss freigesetzt wurde, um den Blutzuckerspiegel wieder zu senken.
Ein hoher Blutzuckerspiegel fördert zudem die Aktivität der Hexokinase, die Glucose in Glucose-6-Phosphat umwandelt. Somit ist der Zucker in der Zelle fixiert und kann diese nicht mehr verlassen.

| **Zu viel Zucker im Blut** | Reaktionen | Wirkung |
|---|---|---|
| (= Hyperglykämie) | | |
| | **Konzentrationsgefälle** | |
| | Aktivierung der **Hexokinase** | |
| | **Insulinanstieg** - Öffnet Glucosekanäle der Zelle | Glykolyse - Acetyl-CoA Energiegewinnung, Baustoff |
| **Zu viel Zucker in den Zellen** | | Gegenmaßnahmen der Zellen |

*Abb. 10: Druckbetankung der Zellen durch Zuckerüberschuss*

Dieser Zuckerüberschuss der Zelle fördert verschiedene Stoffwechselprozesse. Ein Teil des Zuckers wird anschließend durch die Glykolyse in Acetyl-CoA für die Energiegewinnung zerlegt. Der große Rest muss allerdings irgendwie „entsorgt" werden.

## 1.3.2 Zu viel Zucker hemmt die Mitochondrienfunktion

Nachdem die Zellen durch die Druckbetankung mit Zucker überfüllt sind, entstehen durch die vermehrte Glycolyse verschiedene Zwischenprodukte, wie zum Beispiel Fructose 1,6-Bisphosphat. Diese massive Erhöhung der Zwischenprodukte der Glycolyse hemmt die Mitochondrienfunktion. Somit wird der Zuckerüberschuss der Zelle durch die vermehrte Glycolyse verbraucht und reduziert - 18-mal schneller als bei der Glycoseoxidation, die in den Mitochondrien stattfindet. Dieser Überlauf-Schutz wird Crabtree-Effekt[69] genannt.

Die Mitochondrien stellen die Kraftwerke der Zellen dar. In ihnen wird aus Zucker und Fett durch Verbrennungsprozesse die wichtige Lebensenergie der Zelle gewonnen. Es laufen hier auch sehr viele überlebenswichtige Zellfunktionen ab. Durch den Zuckerüberschuss werden aber diese Kraftwerke der Zelle in ihrer Funktion eingeschränkt.

| **Zu viel Zucker in den Zellen** | Reaktionen | Wirkung |
|---|---|---|
| | fördert Glycolyse | |
| | erhöht Zwischenprodukte der Glycolyse wie **Fructose 1;6-Bisphosphat** | hemmen Zuckerneubildung hemmen Atmungskettenenzyme und Mitochondrienfunktion |
| **hemmt Mitochondrienfunktion** | | |

*Abb. 11: Überlauf-Schutz der Zelle (Crabtree-Effekt) bei Zuckerüberschuss*

Deshalb ist eine Hemmung der Mitochondrienfunktion durch den Zuckerüberschuss ein enormer Belastungsfaktor für die Zelle, der Krankheiten fördert.
Tumorzellen, die durch ihre spezielle Stoffwechsellage riesige Zuckermengen zum Überleben konsumieren, weisen diesen Crabtree-Effekt ebenfalls auf.
Das bedeutet, ein Grund für die Mitochondrienstörung der Tumorzelle ist der Zuckerüberschuss im Blut und damit die zuckerreiche Nahrung!

## 1.3.3 Zu viel Zucker führt zur Übersäuerung des Gewebes

Durch den Zuckerüberschuss der Zelle wird - durch die erhöhte Glykolyse - die Produktion des Enzyms Laktat-Dehydrogenase erhöht. Dadurch bildet die Zelle vermehrt Milchsäure (= lactat acid), die sehr schnell in Laktat (Base) und $H^+$ (Säure) zerfällt und für das Gewebe eine erhöhte Säurelast (Laktat-Azidose) darstellt. Die Säure ($H^+$) wird u.a. unter Verbrauch von Sauerstoff zu Wasser ($H_20$) gepuffert.

| **Zu viel Zucker in den Zellen** | Reaktionen | Wirkung |
|---|---|---|
| | fördert Glycolyse | |
| | erhöht **Laktat-Dehydrogenase** | |
| | vermehrte Bildung von Milchsäure (=Lactat acid) | |
| **Übersäuerung des Gewebes** | Zerfallen der Milchsäure in Laktat (Base) und $H^+$ (Säure) | Belastung der Puffersysteme des Organismus |
| **Sauerstoffmangel des Gewebes** | Pufferung der $H^+$ (Säure) u.a. unter Verbrauch von $O_2$ zu $H_2O$ | Einschränkung der Zellfunktion durch Sauerstoffmangel |

*Abb. 12: Übersäuerung des Gewebes durch Zuckerüberschuss*

Die vermehrte Säurebildung verschlechtert die Sauerstoffversorgung und schränkt so die Energiegewinnung und Funktion der Zelle zusätzlich ein.

## 1.3.4 Zu viel Zucker in den Zellen fördert das Tumorwachstum

Durch das Zuviel an Zucker in den Zellen werden auch verschiedene Enzyme erhöht, die für die Kontrolle des Zellzyklus enorm wichtig sind. Die vermehrte Bildung von G-Protein RAS und von MAP-Kinasen (Mitogen Activated Protein) aktiviert in der Zelle Signalkaskaden, die eine Erhöhung der Zellteilung nach sich ziehen. Infolgedessen verbleiben die Zellen kürzer in der G0-Phase, in der sie ihre eigentliche Zellfunktion erfüllen und es bleibt gleichzeitig weniger Zeit für Kontrolle und Reparatur der DNA.

| **Zu viel Zucker in den Zellen** | Reaktionen | Wirkung |
|---|---|---|
| | erhöht **G-Protein RAS** | |
| | erhöht **MAP-Kinase** | |
| **fördert Zellteilung und Zellwachstum** | | kürzere Phasen für Zellfunktion weniger Zeit für DNA-Reparatur |

*Abb. 13: Erhöhung des Zellwachstums durch Zuckerüberschuss*

Diese Erhöhung der Zellteilungsgeschwindigkeit ist ein wichtiger Faktor für Tumorentstehung und Tumorwachstum, das heißt für die Aggressivität, mit der sich der Tumor ausbreitet. Zucker ist nicht nur **Futter für die Tumorzelle**, sondern bestimmt - gemeinsam mit Insulin (siehe 1.4.7) - auch die **Wachstumsgeschwindigkeit** des Tumors!

## 1.3.5 Zu viel Zucker führt zu Entzündungen

Der Überschuss an Zucker führt zu verschiedensten Störungen der Zellfunktion und dadurch zur minutenschnellen Freisetzung und Aktivierung von NF-kappaB, einem Transkriptionsfaktor, der das Ablesen verschiedenster DNA-Sequenzen steuert.

NF-kappaB verändert die Produktion und Aktivität von 500 verschiedenen Enzymen und Botenstoffen. Es handelt sich hierbei um entzündungsfördernde Botenstoffe. Folglich erhöht sich die Entzündungsbereitschaft des Gewebes, die bei sehr vielen Krankheitsprozessen eine entscheidende Rolle spielt.

| **Zu viel Zucker in den Zellen** | Reaktionen | Wirkung |
|---|---|---|
| | aktiviert **NF-kappaB** | |
| | erhöht **TNF-α, IL-1, IL-6, COX-2** | |
| | **Akute-Phase-Reaktion** | |
| **Entzündungen** | | Grundlage verschiedenster Krankheitsprozesse |

*Abb. 14: Entzündungsreaktionen durch Zuckerüberschuss*

Auf der Basis von minimalen chronischen Entzündungen entstehen die meisten unserer chronisch verlaufenden Krankheiten, wie z.B. Rheuma, Arteriosklerose, Arthrose, Neurodegenerative Erkrankungen.

## 1.3.6 Zu viel Zucker löst Immunkilling aus

Bei einem Überschuss an Zucker kann die Zelle - genauso wie bei Virusinfekten oder Mutationen - veränderte MHC-I-Komplexe produzieren.

Die MHC-Proteinkomplexe (= Hauptgewebeverträglichkeitskomplex) stellen eine Art Antennen dar, welche aus der Zelloberfläche herausragen und den Immunzellen die Information „körpereigen" übermitteln. Dadurch wird die Zelle als „körpereigen" erkannt und vor einem Angriff der Natürlichen Killerzellen und zytotoxischen T-Lymphozyten geschützt (Selbsttoleranz).

Bekommen die Immunzellen aber durch die veränderten MHC-I-Komplexe nicht mehr die Information „körpereigen", so wird die Zelle als „körperfremd" markiert und vom Immunsystem über Entzündungsreaktionen entfernt.

| **Zu viel Zucker in den Zellen** | Reaktionen | Wirkung |
|---|---|---|
| | verändert **MHC-I-Komplex** | |
| | aktiviert natürliche Killerzellen und zytotoxischeT-Lymphozyten | |
| **löst Immunkilling aus** | | Zerstörung der Zelle durch Immunsystem und Entzündung |

*Abb. 15: Immunreaktion durch Zuckerüberschuss*

Bei entsprechender Immunlage können über den veränderten MHC-I-Komplex auch die B-Lymphozyten, die Antikörper produzieren, aktiviert werden. B-Lymphozyten bilden dann Antikörper gegen diese veränderten, ehemals „körpereigenen" Zellen, also Autoimmunantikörper. Das heißt, zu viel Zucker kann die Oberflächeneigenschaften der Zelle verändern und auch Rheumaerkrankungen auslösen und unterhalten.

## 1.3.7 Zu viel Zucker fördert die Bildung von freien Radikalen

Ein Überschuss an Zucker aktiviert in der Zelle sowohl die NADPH-Oxidase als auch die induzierte NO-Synthase und fördert dadurch die Bildung freier Sauerstoffradikale (ROS).
Diese müssen, am besten bevor sie Zellschäden anrichten, antioxidiert werden und fordern auf diese Weise die Antioxidativen Systeme der Zelle. Durch die freien Radikale werden auch die Mitochondrien in ihrer Funktion gehemmt und damit Energiegewinnung und Funktion der Zelle gestört. Dies kann dazu führen, dass die Zelle dem programmierten Zelltod zugeführt wird oder aber aufgrund von Zellschäden dem Immunkilling (= Zelltod durch körpereigene Immunzellen) zum Opfer fällt.

| **Zu viel Zucker in den Zellen** | Reaktionen | Wirkung |
|---|---|---|
| | aktiviert **NADPH-Oxidase** und **induzierte NO-Synthase** | |
| | vermehrte Bildung von freien Sauerstoffradikalen (ROS) | Verbrauch von Antioxidantien v.a. von Glutathion |
| | Einschränkung der Mitochondrienfunktion | Einschränkung der Energiegewinnung |
| **fördert die Bildung freier Radikale** | Oxidation von Zellbestandteilen und DNA | Zellfunktionsstörungen bis hin zum Zelltod |

*Abb. 16: Bildung freier Radikale durch Zuckerüberschuss*

## 1.3.8 Zu viel Zucker hemmt die Produktion und Freisetzung von Noradrenalin

Ein Überschuss an Zucker hemmt die Tyrosin-Hydroxylase und somit die Produktion und Freisetzung von Noradrenalin, das zu 95 % in den Nervenzellen des Sympathikus gebildet wird. Das Noradrenalin stabilisiert mit Adrenalin den Blutdruck und demzufolge die Durchblutung, indem es auf Rezeptoren der Blutgefäße wirkt und hier eine Anspannung der Gefäßmuskulatur auslöst.

| **Zu viel Zucker in den Zellen** | Reaktionen | Wirkung |
|---|---|---|
| | hemmt **Tyrosin-Hydroxylase** | |
| **hemmt Noradrenalin** | | Kreislaufschwäche |

*Abb. 17: Hemmung der Noradrenalinproduktion durch Zuckerüberschuss*

Der Noradrenalinspiegel im Blut liegt 5-mal höher als der Adrenalinspiegel. Für die Kreislaufregulation ist demnach Noradrenalin am wichtigsten. Es ist sozusagen unser „Standgas", das die Kreislaufregulation auch in Ruhe regelt. Bei Kampf, Flucht und Arbeit wird Noradrenalin durch Adrenalin unterstützt, das im Bedarfsfall 10-fach mehr ins Blut freigesetzt wird - Adrenalin entspricht somit unserem „Vollgas".

## 1.3.9 Zu viel Zucker wird in Fettsäuren und Fett umgewandelt

Der Überschuss an Zucker wird durch die Förderung der Glykolyse einen Überschuss an Acetyl-CoA - unserem Universalbrennstoff - nach sich ziehen. Dieser Überschuss führt über die Förderung von verschiedenen Enzymen zur Speicherung des Universalbrennstoffs. Hierbei wird Acetyl-CoA durch die Acetyl-CoA-Carboxylase in Malonyl-CoA umgewandelt, welches die Ausgangssubstanz für die Fettsäuresynthese ist. Dadurch wird Zucker in Fettsäuren umgewandelt. Jeweils 3 Fettsäuren werden mit Glycerin zu Triglyceriden (Fetten) aufgebaut und so für schlechte Zeiten gespeichert. Dieser Mechanismus war für die Evolution ein wichtiger Faktor, der das Überleben sicherte. „Spare in der Zeit, dann hast du in der Not." Die meisten unserer Zeitgenossen speichern allerdings ihr Leben lang, so gut und so viel sie können!

| Zu viel Zucker in den Zellen | Reaktionen | Wirkung |
|---|---|---|
| | fördert Glycolyse | |
| | Überschuss an Acetyl-CoA | |
| | Aktivierung der **Acetyl-CoA-Carboxylase** | Umwandlung von Acetyl-CoA in **Malonyl-CoA** |
| wird in Fettsäuren und Fett umgewandelt | und **Fettsäure-Synthase** | Aufbau gesättigter Fettsäuren zur Energiespeicherung |

*Abb. 18: Bildung von Fettsäuren durch Zuckerüberschuss*

## 1.3.10 Zu viel Zucker verhindert den Fettabbau

Malonyl-CoA, das Ausgangsprodukt für die Fettbildung, hemmt gleichzeitig das Enzym Carnitin-Acyltransferase. Die Carnitin-Acyltransferase ist notwendig, um Acyl-CoA mit Hilfe von Carnitin in die Mitochondrien zu transportieren. Somit wird durch den Zuckerüberschuss die β-Oxidation, also der Fettsäureabbau, gehemmt. Fette (Triglyceride) und die Bausteine der Fette, also die Fettsäuren, können bei Zuckerüberschuss nicht abgebaut werden.

| Zu viel Zucker in den Zellen | Reaktionen | Wirkung |
|---|---|---|
| | bildet **Malonyl-CoA**, das die | |
| | **Carnitin-Acyltransferase** hemmt | blockiert Einschleusung von Acyl-CoA in die Mitochondrien |
| verhindert den Fettabbau | | blockiert β-Oxidation (=Fettsäureabbau) |

*Abb. 19: Blockierung des Fettabbaus durch Zuckerüberschuss*

Der Zuckerüberschuss der Nahrung wird als Fett gespeichert und kann - solange zu viel Zucker im Blut ist - auch nicht abgebaut werden. Das bedeutet, dass Sie in den 3 Stunden nach einer zuckerreichen Mahlzeit Ihre Fette nicht abbauen können.
Sie können mit Ihrem Auto auch nicht gleichzeitig vorwärts und rückwärts fahren!

Übergewicht und die damit verbundenen Fettspeicher zwischen den Organen gehen einher mit allen möglichen Krankheiten.

## 1.3.11 Zu viel Zucker führt zur Fettleber

Wie ich bereits unter 1.3.1 erläutert habe, führt eine Hyperglykämie zu einem Glucoseüberschuss in der Zelle. Dieser aktiviert die Hexokinase, die Glucose in Glucose-6-Phosphat umwandelt und so in der Zelle fixiert. Damit Glucose die Zelle wieder verlassen kann, muss Glucose-6-Phosphat wieder in Glucose umgewandelt werden. Dies geschieht durch die Glucose-6-Phosphatase, die aber nur in Leber- und Nierenzellen vorkommt. Nur diese Zellen können, nach Zuckerneubildung aus Aminosäuren, den Zucker auch wieder ins Blut abgeben. Allerdings hemmt Insulin die Aktivität der Glucose-6-Phosphatase und verhindert somit auch, dass Glucose diese Zellen wieder verlassen kann.

Pankreas (= Bauchspeicheldrüse) und Leberzellen haben eine Sonderform der Hexokinase, die Glucokinase (oder Hexokinase IV). Sie wandelt Glucose erst bei sehr hohen Konzentrationen in Glucose-6-Phosphat um. In der Pankreaszelle führt dies zur Freisetzung von Insulin ins Blut und dadurch zur Blutzuckersenkung.
In der Leberzelle (Hepatozyt) wird dadurch Glucose erst bei hohen Blutzuckerspiegeln in der Zelle fixiert. Deshalb sind niedrige Blutzuckerspiegel wünschenswert.
Ein Teil des Zuckerüberschusses in den Leberzellen wird als Glucogen gespeichert. Der große Rest des Zuckerüberschusses wird auch in der Leberzelle zur Fettsäure- und Triglyceridsynthese genutzt.
Dadurch erhöht sich der Fettanteil in den Leberzellen, es steigt der intrahepatische Triglyceridanteil.
Durch das Aufrechterhalten der Ernährungsfehler mit großen Zuckermengen kommt es zur kontinuierlichen Fettspeicherung in der Leber, die Dr. Nicolai Worm trefflich als „Menschen-Stopfleber" bezeichnet. Bei der Gänse-Stopfleber werden die Gänse nämlich auch mit Stärke-Nahrungsmitteln (Getreide oder Mais) vollgestopft und gemästet - der Fachausdruck hierfür heißt lustigerweise „nudeln".

Die Fette in der Leber können aber nur wieder abgebaut werden, wenn Zucker und Insulin im Blut niedrig sind, denn diese verhindern den Fettabbau und somit bleiben die Fette in der Leber gefangen. Folglich wird die Funktion der Fettleber langsam schlechter und schlechter. Durch Entzündungsreize, die durch Infekte - aber auch durch Zucker - ausgelöst werden, kann auch eine Fettleber-Hepatitis entstehen, was in einer Leberzirrhose enden kann.

| **Zu viel Zucker in den Leberzellen** | Reaktionen | Wirkung |
|---|---|---|
| | **Glucokinase** (Hexokinase IV) | Druckbetankung der Zelle |
| | **Acetyl-CoA-Carboxylase** | bildet Malonyl-CoA |
| **wird in Fettsäuren umgewandelt** | **Fettsäure-Synthase** | Aufbau gesättigter Fettsäuren und Fette (Triglyceride) |
| **Fettleber** (Menschen-Stopfleber) | Malonyl-CoA hemmt die **Carnitin-Acyltransferase** | verhindert Fettsäure- und Fettabbau |
| **Fettleber-Hepatitis** | | |
| **Leberzirrhose** | | |

*Abb. 20: Entwicklung der Fettleber durch Zuckerüberschuss*

Durch eine optimale Ernährung halten Sie Ihren Blutzuckerspiegel niedrig und verhindern so eine Druckbetankung der Leberzellen mit Zucker. Gleichzeitig ermöglichen Sie den Abbau der Fette in der Leber und die Freisetzung dieser Fettsäuren ins Blut. Selbst wenn die Fette nach fettreichen Mahlzeiten erst in der Leber erscheinen, können diese wieder ins Blut abgegeben werden, damit sie dem Organismus zur Verfügung stehen - aber nur wenn der Fettstoffwechsel nicht durch Zucker gehemmt wird.

Neben den schädigenden Effekten auf die Zelle selbst, führt die Hyperglykämie zur Freisetzung von Insulin in der Bauchspeicheldrüse. Diese stundenlang andauernden Phasen von zu hohen Insulinspiegeln im Blut haben genauso negative Folgen für unseren Organismus.

## 1.4 Zu viel Zucker führt zur Freisetzung von Insulin

Steigt der Blutzuckerspiegel nach zuckerreichen Mahlzeiten an, so erhöht sich auch der Zuckerspiegel in den β-Zellen der Langerhans´schen Inseln, die in der Bauchspeicheldrüse liegen. Von diesen β-Zellen wird Insulin produziert, gespeichert und bei einem Glucoseanstieg auch ins Blut freigesetzt.
Insulin senkt, über verschiedene Mechanismen, den Blutzuckerspiegel wieder ab und wird so lange nachproduziert und freigesetzt, bis der Blutzuckerspiegel wieder normal niedrig ist. Die Halbwertszeit von Insulin beträgt 7 - 15 min, das heißt, auch wenn Insulin nicht mehr benötigt wird, weil der Blutzuckerspiegel wieder normal ist, dauert es noch einige Minuten, bis sich der Insulinspiegel normalisiert hat.
Die Gegenspieler zum Insulin, die eine gefährliche Unterzuckerung verhindern, sind Glukagon, Adrenalin und Cortisol (siehe Abb. 50).

Insulin ist zum einen wichtig für die Energiegewinnung der Zelle und zum anderen für die Speicherung der Energiequelle Zucker, die nach der Mahlzeit im Blut erscheint. Um dies zu bewerkstelligen, regelt Insulin als Transkriptionsfaktor das Ablesen verschiedener Enzymbaupläne aus der DNA und damit die Aktivität verschiedener Enzyme[75], die unseren Stoffwechsel beeinflussen.

Je stärker und länger die Hyperglykämie anhält, desto länger ist auch der Insulinspiegel im Blut erhöht. Durch immer wieder lang anhaltende Insulinspiegel werden im Organismus aber auch schädigende Wirkungen entfacht.

### 1.4.1 Zu viel Insulin führt zu Zuckerüberschuss in den Zellen

Infolge des Insulinanstiegs erhöht sich die Anzahl der Glucosetransporter (GLUT) der Zelle, das sind die Transportkanäle, die das Einströmen der Glucose in die Zelle ermöglichen. Auf diese Weise erhöht sich der Effekt der Druckbetankung, die selbst von zu viel Zucker durch den starken Konzentrationsunterschied ausgelöst wird.
Insulin fördert auch die Produktion von Hexokinase und Glucokinase (Hexokinase IV). Diese Enzyme wandeln Glucose in Glucose-6-Phosphat um, das die Zelle nicht mehr verlassen kann. Somit ist der Zucker in der Zelle gefangen - die Zelle muss mit dem Zuckerüberschuss und dessen Folgen zurechtkommen (siehe 1.3).

| **Zu viel Insulin** | Reaktionen | Wirkung |
|---|---|---|
| | vermehrt **Glucosetransporter** | |
| | erhöht **Hexokinase** | |
| | erhöht **Glucokinase** | |
| **Zuckerüberschuss in den Zellen** | | erhöht Transport und bindet Zucker in der Zelle |

*Abb. 21: Insulin führt zum Zuckerüberschuss in den Zellen*

## 1.4.2 Zu viel Insulin verhindert die Freisetzung der Glucose aus der Zelle

Einmal in der Zelle bleibt der Zucker in der Zelle und das Zuviel an Zucker muss anschließend von der Zelle verarbeitet werden. Nur Leberzellen und Nierenzellen können Glucose wieder ins Blut abgeben, das nötige Enzym hierfür ist Glucose-6-Phosphatase, das Glucose-6-Phosphat wieder in Glucose umwandelt. Nur Glucose kann über die Glucosetransporter die Zellen verlassen.
Aber diese Glucose-6-Phosphatase wird durch die Insulinwirkung ebenfalls gehemmt, somit verbleibt der Zucker in den Leberzellen, wo er dann als Fett gespeichert wird. Auf diese Weise entsteht die Fettleber (siehe 1.3.11).

| Zu viel Insulin | Reaktionen | Wirkung |
|---|---|---|
| | hemmt **Glucose-6-Posphatase** | |
| verhindert Freisetzung der Glucose aus der Zelle | | verhindert die Zuckerabgabe der Zelle ins Blut |

*Abb. 22: Insulin verhindert Zuckerfreisetzung*

## 1.4.3 Zu viel Insulin fördert die Fettsäuresynthese in den Zellen

Insulin erhöht die Bildung von SREBP (Sterol regulatory element-binding protein) und aktiviert somit die Acetyl-CoA-Carboxylase und Fettsäure-Synthase. Das sind die Enzyme für die Bildung von Fettsäuren und Triglyceriden. Über diesen Weg wird der überschüssige Zucker als Fett gespeichert.

| Zu viel Insulin | Reaktionen | Wirkung |
|---|---|---|
| | erhöht **SREBP** | |
| | Aktivierung der **Acetyl-CoA-Carboxylase** | |
| | und **Fettsäure-Synthase** | |
| fördert Umwandlung von Zucker in Fett | | Aufbau gesättigter Fettsäuren zur Energiespeicherung |

*Abb. 23: Fettsäure- und Triglycerid-Produktion durch Insulin*

## 1.4.4 Zu viel Insulin verhindert den Fettabbau

Durch die Insulinwirkung auf die Fettsäuresynthese entsteht Malonyl-CoA, dieses hemmt - wie bereits unter 1.3.10 dargestellt - den Fettsäureabbau (β-Oxidation). Demzufolge wird der Fettabbau in der Leber und den Fettzellen blockiert.

| Zu viel Insulin | Reaktionen | Wirkung |
|---|---|---|
| | bildet **Malonyl-CoA**, das die **Carnitin-Acyltransferase** hemmt | blockiert Einschleusung von Acyl-CoA in die Mitochondrien |
| verhindert den Fettabbau | | blockiert β-Oxidation (= Fettsäureabbau) |

*Abb. 24: Blockierung des Fettabbaus durch Zuckerüberschuss*

Insulin wird durch seine Einflüsse auf den Stoffwechsel berechtigterweise als **das Masthormon** bezeichnet, da Insulin die Fettsäure- und Triglyceridproduktion antreibt und die Gene des Organismus auf Fettspeicherung schaltet. Das bedeutet: In der Zeit der Insulinwirkung - bis zu 3 Stunden nach einer zuckerreichen Mahlzeit - können Sie nicht einmal beim Sport Fette verbrennen.
Insulin sperrt die Fette in der Zelle ein. Insulin speichert und speichert und speichert ...

## 1.4.5 Zu viel Insulin erhöht Cholesterin im Blut

Die Erhöhung des Cholesterinspiegels im Blut wird durch Insulin über 2 wichtige Wege gefördert:
1. Insulin erhöht die Bildung der HMG-CoA-Reduktase[72], sie ist das Schlüsselenzym der Cholesterin-produktion.
2. Insulin erhöht die Bildung von SREBP (Sterol regulatory element-binding protein) und hemmt dadurch Cholesterol 7α-Hydroxylase[73,74]. Diese Cholesterol 7α-Hydroxylase ermöglicht aber die Bildung der Gallensäure aus Cholesterin und damit den Cholesterinabbau.

| Zu viel Insulin | Reaktionen | Wirkung |
|---|---|---|
| | erhöht **HMG-CoA-Reduktase** | fördert Cholesterinproduktion |
| | erhöht **SREBP** und hemmt **Cholesterol 7α-Hydroxylase** | hemmt Gallensäureproduktion und dadurch Cholesterinabbau |
| erhöht Cholesterin im Blut | | |

*Abb. 25: Cholesterinerhöhung durch Insulin*

Somit fördert Insulin die Cholesterinproduktion und hemmt gleichzeitig den Abbau von Cholesterin, was langfristig zu einer Erhöhung der Cholesterinwerte im Blut führt. Nicht die Eier erhöhen Cholesterin, sondern Insulin durch zuckerreiche Mahlzeiten!

Zusätzlich wird die Leber - die sich durch zuckerreiche Nahrungsmittel langsam zur Fettleber (siehe 1.3.11) entwickelt - in ihrer Funktion mehr und mehr eingeschränkt sein. Bei der „Menschen-Stopfleber" wird die Leber das Zuviel an Cholesterin nicht mehr in ausreichenden Mengen in Gallensäure umwandeln können, um diese auszuscheiden. Aus diesem Grund staut sich das Cholesterin, genauso wie andere Stoffwechselprodukte, zurück ins Blut.

## 1.4.6 Zu viel Insulin hemmt die Mitochondrienfunktion

Insulin fördert die Aktivität und Bildung von Enzymen der Glycolyse, nämlich Pyruvat-Kinase und Pyruvat-Dehydrogenase-Komplex. Hierbei wird, wie schon besprochen, Glucose in Acetyl-CoA umgewandelt. Dieser Universalbrennstoff und Universalbaustoff Acetyl-CoA wird anschließend in der Zelle weiter in Energie umgewandelt und verbaut - der Überschuss als Fett gespeichert.
Ein Zuviel an Zucker und Insulin und dadurch ein Zuviel an Zwischenprodukten der Glycolyse und des nachfolgenden Ciratzyklus hemmen allerdings die Mitochondrien über den Crabtree-Effekt (siehe 1.3.2).

Insulin erhöht zudem die Aktivität und Bildung von AKT (Proteinkinase) und hemmt PGC-1α und AMPK (= AMP-aktivierte Kinase) und somit auch die Mitochondrienfunktion und das Mitochondrienwachstum.

| Zu viel Insulin | Reaktionen | Wirkung |
|---|---|---|
| | erhöht **Pyruvat-Kinase** und **Pyruvat-Dehydrogenase** | |
| | erhöht **AKT** (Proteinkinase) und hemmt **PGC-1α** und hemmt **AMP-K** | |
| **hemmt Mitochondrienfunktion** | | hemmt Energiegewinnung |

*Abb. 26: Insulin hemmt Mitochondrienfunktion*

## 1.4.7 Zu viel Insulin fördert das Tumorwachstum

Insulin fördert, genauso wie der Zucker selbst, die Enzyme für die Kontrolle des Zellzyklus. Insulin erhöht die Bildung von G-Protein RAS und MAP-Kinasen (Mitogen Activated Protein). Auf diese Weise erhöhen sich in der Zelle Geschwindigkeit und Häufigkeit der Zellteilung. Folglich ist die Wartungszeit der gesunden Zelle für die DNA-Reparaturen verkürzt, wodurch vermehrt Veränderungen und Fehler an der DNA entstehen können. Bei Tumorzellen erhöht Insulin und auch Zucker über diese beiden Enzyme (RAS und MAP-Kinase) die Zellteilungsraten und dadurch die Wachstumsgeschwindigkeit und Aggressivität des Tumors.

| Zu viel Insulin | Reaktionen | Wirkung |
|---|---|---|
| | erhöht **G-Protein RAS** | |
| | erhöht **MAP-Kinase** | |
| fördert Zellteilung und Zellwachstum | | kürzere Phasen für Zellfunktion<br>weniger Zeit für DNA-Reparatur |

*Abb. 27: Erhöhung des Zellwachstums durch Insulin*

## 1.4.8 Zu viel Insulin hemmt die Apoptose der Zellen

Insulin greift auch über einen weiteren Weg entscheidend in den Zellstoffwechsel ein. Es hemmt die Enzyme BCL-2, BAD (BCL2-associated agonist of cell death) und Caspase9. Deswegen hat Insulin auch einen hemmenden Einfluss auf die Apoptose (= normaler programmierter Zelltod).

| Zu viel Insulin | Reaktionen | Wirkung |
|---|---|---|
| | hemmt **Caspase9** | |
| | hemmt **BCL-2** und **BAD** | |
| hemmt Apoptose | | fördert Nekrose und Immunkilling |

*Abb. 28: Hemmung der Apoptose durch Insulin*

Die Apoptose (der programmierte Zelltod) ist die normale physiologische Art und Weise, wie eine Zelle sich ohne Schädigung des Nachbargewebes einfach Schritt für Schritt in ihre Einzelteile zerlegt. Schafft die Zelle ihren „Selbstmord“ nicht, weil durch zu viel Insulin die Apoptose gehemmt ist, so bleiben als Alternativen lediglich Nekrose (= krankhafter Zelltod) und Immunkilling (= Zelltod durch körpereigene Immunzellen). Diese Alternativen verursachen allerdings Entzündungsreaktionen im Gewebe.
Wenn wir uns den Stoffwechsel der Tumorzelle noch einmal genau ansehen, fällt auf, dass die Tumorzelle auch nicht in der Lage ist, eine Apoptose auszuführen - gehemmt durch Insulin?

## 1.4.9 Zu viel Insulin führt zu Entzündungen

Insulin führt durch die vermehrte Bildung von AKT (Proteinkinase) - genauso wie Zuckerüberschuss (1.3.5) - zu einer Aktivierung von NF-kappaB. Dieser steuert die Aktivität von 500 verschiedenen Enzymen und Botenstoffen. Es handelt sich hierbei um entzündungsfördernde Botenstoffe. Infolgedessen erhöht sich die Entzündungsbereitschaft des Gewebes.

| **Zu viel Insulin** | Reaktionen | Wirkung |
|---|---|---|
| | erhöht **AKT** (Proteinkinase) und aktiviert **NF-kappaB** | |
| | erhöht **TNF-α, IL-1, IL-6, COX-2** | |
| | **Akute-Phase-Reaktion** | |
| **Entzündungen** | | Grundlage verschiedenster Krankheitsprozesse |

*Abb. 29: Entzündungsreaktionen durch Insulin*

## 1.4.10 Zu viel Insulin hemmt die Cortisolwirkung

Ein weiterer wichtiger Einflussfaktor von zu viel Insulin auf Krankheitsprozesse ist seine hemmende Wirkung auf das körpereigene Cortisol. Insulin übt auf Zelle und Gewebe nämlich die gegensätzliche Wirkung von Cortisol aus. Dadurch kann es sein, dass die körpereigene Cortisolproduktion nicht ausreicht, um genügend Cortisolwirkung im Gewebe und an der Zelle zu entfalten.
Cortisol reguliert das Immunsystem, hemmt Entzündungen, fördert Wundheilung und stellt für all diese Funktionen die Nährstoffe zur Verfügung, indem es diese aus den Speichern (Leber, Muskulatur, Knochen) abbaut und somit im Blut erhöht.
Cortisol wirkt katabol (abbauend) und mobilisierend auf den Organismus. Ohne ausreichende Cortisolwirkung heilt jede Erkrankung langsamer, schlechter oder gar nicht aus.

| **Zu viel Insulin** | Reaktionen | Wirkung |
|---|---|---|
| | **gegensätzliche Wirkung** | |
| **hemmt Cortisolwirkung** | | eingeschränkte Wundheilung und Mobilisierung der Reserven |

*Abb. 30: Hemmung der Cortisolwirkung durch Insulin*

Zu viel Insulin richtet demnach nicht nur viele Schäden im Organismus an, sondern verhindert durch die Hemmung der Cortisolwirkung sogar auch noch, dass diese schnell und gründlich wieder beseitigt werden.

## 1.4.11 Zu viel Insulin führt zur Freisetzung von Adrenalin

Insulin senkt nach der zuckerreichen Mahlzeit den erhöhten Blutzuckerspiegel. Je höher der Blutzuckerspiegel, umso intensiver wird auch die Insulinantwort sein, um den Glucoseüberschuss zu reduzieren. Durch ein Zuviel an Insulin entwickelt sich aber, wie in Abbildung 50 dargestellt, eine Hypoglykämie. Dieser erniedrigte Blutzuckerspiegel führt zur Freisetzung der Hormone Glukagon, Adrenalin und Cortisol, die den Blutzuckerspiegel durch Zuckerfreisetzung aus der Leber wieder normalisieren.

| Zu viel Insulin | Reaktionen | Wirkung |
|---|---|---|
| | führt zu **Hypoglykämie** | |
| erhöht Adrenalin | | erhöht den Blutzuckerspiegel |

*Abb. 31: Adrenalinfreisetzung durch Insulin*

Somit führt nicht nur Zucker (siehe 1.3.8), sondern auch Insulin, zu einer veränderten Freisetzung der Stresshormone Noradrenalin und Adrenalin.

## 1.5 Zu viel Zucker bilden AGEs

Hohe Blutzuckerspiegel, die durch großen Zuckerkonsum entstehen, führen zu einer Verzuckerung (Glykierung) von Zellen und unterschiedlichen Geweben. Diese Verzuckerungsprodukte nennt man **AGEs** (**A**dvanced **G**lycation **E**ndproducts = Endprodukte der Glykierung)[76,77].
Sie müssen sich diesen Verzuckerungsprozess folgendermaßen vorstellen: Sie streuen Puderzucker auf einen Kuchen, dieser Puderzucker verbindet sich mit dem Kuchen und bildet mit der Zeit unlösliche Komplexe. Ähnlich verhält es sich mit den riesigen Zuckermengen, die nach einer zuckerreichen Mahlzeit einen „Zucker-Tsunami" im Blut auslösen.
Ihr Organismus versucht Ihren Blutzuckerspiegel bei ungefähr 1 TL konstant zu halten (siehe Abb.49). Nach jeder Mahlzeit kommen aber auf einen Schwung 13 TL Zucker!
Diese Zuckermengen führen zu stundenlangen überhöhten Blutzuckerwerten (siehe Abb. 9) und damit zum Verzuckern von verschiedensten Zellen. Am bekanntesten sind die Verzuckerungsfolgen an den roten Blutkörperchen, da für die Verlaufskontrolle beim Diabetiker das verzuckerte Hämoglobin (HbA1c) regelmäßig gemessen wird.

Aber auch alle anderen Zellen und das Kollagen des Bindegewebes, das den ganzen Körper als Faszie durchzieht und Sehnen, Bänder, Knorpel, Knochen bildet, werden ebenso verzuckert wie das Myelin, die Hüllschicht der Nervenzellen. Der Ablauf der Glykierung (Verzuckerung) der Aminosäuren der Zellen und der Gewebe ist in Abbildung 32 dargestellt.
**Die Höhe und Dauer der Glucosekonzentration** sind entscheidend für das Ausmaß der Verzuckerung und damit der Strukturschädigung.

| **Zucker verzuckert das Gewebe** | Reaktionen | Wirkung |
|---|---|---|
| **Aminosäuren von Zellen und Geweben** | | |
| **+ Glucose (auch aus Stärke)** | starke **Blutzuckerhöhungen** nach den Mahlzeiten | |
| | Schiff´sche Basen (Stunden) | |
| | Amadori-Komplexe (Tage) | |
| | Maillard-Reaktion (Wochen) | |
| **AGEs** (**A**dvanced **G**lycation **E**ndproducts) | | Funktions- und Strukturveränderungen der Zellen und Gewebe |

*Abb. 32: Entstehung der AGEs (Advanced Glycation Endproducts)*

Da diese AGEs unlösliche Zucker-Eiweiß-Komplexe darstellen, führen sie langsam zu Veränderungen der Funktion und Struktur - und damit auch der Lebenszeit von Zellen und Geweben. Deshalb werden die AGEs auch von manchen Autoren[80] in Verbindung mit dem biologischen Altern gebracht und als „Biologische Uhr" bezeichnet.

Wie der Organismus auf diese verzuckerten Zellen und Gewebe reagiert, werden wir im nächsten Abschnitt genau unter die Lupe nehmen.

## 1.5.1 AGEs führen zu Entzündungen

AGEs lösen an verschiedenen Zellen Entzündungen aus, indem die AGEs mit den Rezeptoren für AGE (RAGE) reagieren. Dadurch werden über NF-kappaB verschiedene Entzündungsfaktoren aktiviert, die eine unspezifische Entzündungsreaktion (Akute-Phase-Reaktion) auslösen.
Die Rezeptoren für AGE (RAGE) finden sich an verschiedenen Immunzellen, Schleimhautzellen, Bindegewebszellen, Muskelzellen, Nervenzellen, Hautzellen und auch Endothelzellen (Gefäßzellen). Auf diese Weise können durch zuckerhaltige Nahrungsmittel Entzündungen in jedem beliebigen Gewebe entstehen.

| **AGEs** (**A**dvanced **G**lycation **E**ndproducts) | Reaktionen | Wirkung |
|---|---|---|
| **RAGE** (Rezeptor für AGE) | | |
| | aktiviert **NF-kappaB** | |
| | erhöht **TNF-α, IL-1, IL-6, COX-2** | |
| | **Akute-Phase-Reaktion** | |
| **Entzündungen** | | Funktions- und Strukturveränderungen der Zellen und Gewebe |

*Abb. 33: Entzündungen durch AGEs und RAGE*

## 1.5.2 AGEs fördern die Bildung freier Radikale

AGEs, die an und in der Zelle entstehen, fördern - über die Reaktion mit RAGE - die NADPH-Oxidase und die induzierte NO-Synthase. Dadurch erhöht sich die Bildung freier Sauerstoffradikale (ROS). Diese freien Radikale müssen, am besten bevor sie Zellschäden anrichten, antioxidiert werden und fordern dadurch die Antioxidativen Systeme der Zelle. Durch die freien Radikale werden auch die Mitochondrien in ihrer Funktion gehemmt und damit Energiegewinnung und Funktion der Zelle gestört. Dies kann dazu führen, dass die Zelle dem programmierten Zelltod zugeführt wird oder durch Zellschäden dem Immunkilling zum Opfer fällt.

| **AGEs** (**A**dvanced **G**lycation **E**ndproducts) | Reaktionen | Wirkung |
|---|---|---|
| **RAGE** (Rezeptor für AGE) | | |
| | aktiviert **NADPH-Oxidase** und **induzierte NO-Synthase** | |
| | vermehrte Bildung von freien Sauerstoffradikalen (ROS) | Verbrauch von Antioxidantien v.a. von Glutathion |
| | Einschränkung der Mitochondrienfunktion | Einschränkung der Energiegewinnung |
| **fördert die Bildung freier Radikale** | Oxidation von Zellbestandteilen und DNA | Zellfunktionsstörungen bis hin zum Zelltod |

*Abb. 34: Bildung freier Radikale durch AGEs und RAGE*

## 1.5.3 AGEs lösen Rheuma und Autoimmunprozesse aus

Viele AGEs entstehen aufgrund der Verzuckerung des Eiweißbausteins Lysin, dem Hauptbaustoff für die Kollagensynthese. Hierbei entsteht im Bindegewebe als AGE das CML (CarboxylMethylLysin). Pentosidine und Glucosepane werden durch Verzuckerung von Arginin und Lysin gebildet[79].
Diese verzuckerten Bindegewebsstrukturen werden von Immunzellen erfasst und dies kann zu einer Bildung von Autoantikörpern führen. Autoantikörper sind Antikörper, also Abwehrstoffe des Immunsystems, die gegen sich selbst (= auto) gerichtet sind. Somit greift das Immunsystem über verschiedene Zellsysteme körpereigenes Gewebe mit AGEs und auch Amadori-Komplexen an.
Richtet das Immunsystem seine Abwehr gegen körpereigenes Gewebe oder körpereigene Zellen, spricht man von rheumatischen Erkrankungen. Diese Autoimmunprozesse können in jedem Gewebe und Zelltyp des Körpers ablaufen, weshalb mittlerweile auch über **400 Krankheiten dem rheumatischen Formenkreis** zugeordnet werden

| **AGEs** (**A**dvanced **G**lycation **E**ndproducts) **Amadori-Komplexe** | Reaktionen | Wirkung |
|---|---|---|
| **CML** (N-**C**arboxyl**M**ethyl**L**ysine) **Pentosidine, Glucosepane** | | |
| | T-Lymphozyten mit RAGE | |
| | aktivieren B-Lymphozyten | |
| | **Autoantikörper** gegen AGEs und Amadori-Komplexe | |
| | **Phagozyten** (= Fresszellen) **NK-Zellen** | |
| **lösen Rheuma und Autoimmunprozesse aus** | | Entzündungen unterschiedlicher Gewebe und Zellen |

*Abb. 35: Rheumatische Erkrankungen durch AGEs und RAGE*

## 1.5.4 AGEs lösen Zelltod aus

Durch AGEs wird - über RAGE - auch die Aktivität von Caspase 9 gefördert. Dieses Enzym ist ein Auslöser für den programmierten Zelltod (= Apoptose). Deswegen ist die Lebenszeit verschiedener Zellen verkürzt und es reduziert sich die Belastbarkeit des Gewebes.

| **AGEs** (**A**dvanced **G**lycation **E**ndproducts) | Reaktionen | Wirkung |
|---|---|---|
| **RAGE** (Rezeptor für AGE) | | |
| | aktiviert **Caspase 9** | |
| | fördert Apoptose | |
| **lösen Zelltod aus** | | verkürzte Lebenszeit der Zellen reduziert Belastbarkeit |

*Abb. 36: Zelltod durch AGEs und RAGE*

Der vorzeitige Zelltod von unterschiedlichen Zellen führt teilweise zu irreversiblen Schäden, z.B. an Knorpelgeweben oder an Nervenzellen. Dieser, durch Zucker, hervorgerufene Zelltod ist ein wichtiger Faktor bei der Entstehung von Degeneration und Alterungsprozessen - egal ob an Knochen oder am Gehirn.

## 1.5.5 AGEs fördern Tumorwachstum

AGEs erhöhen - durch die Reaktion mit RAGE - auch über verschiedene Botenstoffe (PI3K, JAK/STAT und G-Protein RAS)[78] die Aktivität der MAP-Kinasen. Aus diesem Grund erfolgt die Zellteilung und das Zellwachstum vermehrt, was dazu führt, dass der Zelle nicht mehr genügend Zeit für die DNA-Reparatur zur Verfügung steht. Dies kann zu vermehrten DNA-Mutationen führen, was schließlich Immunkilling mit Entzündungsreaktionen oder die Entartung der Zelle nach sich zieht.

| **AGEs** (**A**dvanced **G**lycation **E**ndproducts) | Reaktionen | Wirkung |
|---|---|---|
| **RAGE** (Rezeptor für AGE) | | |
| | erhöht **PI3K und JAK/STAT** | |
| | erhöht **G-Protein RAS** | |
| | erhöht **MAP-Kinase** | |
| **fördert Zellteilung und Zellwachstum** | | kürzere Phasen für Zellfunktion<br>weniger Zeit für DNA-Reparatur |

*Abb. 37: Erhöhung des Zellwachstums durch AGEs und RAGE*

Es konnte auch gezeigt werden, dass sich Tumorzellen durch den Einfluss von AGEs schneller teilen und der Tumor dadurch aggressiver wächst (Ju Young Kim[78], 2008).

## 1.5.6 AGEs führen zu Arteriosklerose und Thrombosen

Neben den unterschiedlichsten Zelltypen haben auch die Endothelzellen (Gefäßzellen) die Rezeptoren für AGEs (RAGE). Folglich lösen die AGEs auch hier an den wichtigen Gefäßzellen Entzündungen, Autoimmunprozesse bis hin zum Zelltod aus. Diese RAGE-vermittelten Reaktionen führen zu massiven Funktionseinschränkungen der Endothelzellen.

Dadurch können die Gefäße nicht mehr ausreichend entspannt werden, was zu einer Mangelversorgung der nachgeschalteten Zellen und zu Störungen der Blutdruckregulation führt.

Aber auch durch die chronisch ablaufenden Entzündungen der Endothelzellen kommt es zur Arteriosklerose, zur Schädigung der Gefäßwand mit allen Folgen der Plaquebildung, Calcifikation und Einschränkung des Gefäßdurchmessers.

Und nicht zuletzt erhöht sich durch die Einschränkung der Endothelfunktion die Thromboseneigung, da mit den Endothelzellen die „Wächter der Gefäße" geschädigt werden.

| **AGEs** (**A**dvanced **G**lycation **E**ndproducts) | Reaktionen | Wirkung |
|---|---|---|
| **RAGE** (Rezeptor für AGE) der Endothelzellen | | |
| | hemmen **endotheliale NO-Synthase** | Störung der Durchblutung und der Blutdruckregulation |
| | **Entzündungen der Endothelzellen** | Funktionseinschränkung der Endothelzellen |
| | **Zelltod der Endothelzellen** | Erhöhte Thromboseneigung durch Verlust der Gefäßwächter |
| | **Läsionen** (= Schäden) **der Gefäßwand** | Narbenbildung, Einlagerung von Kollagen |
| **Arteriosklerose und Thrombosen** | | Herz-Kreislauferkrankungen und Schlaganfall<br>Störung der Blut-Hirn-Schranke |

*Abb. 38: Arteriosklerose und Thrombosen durch AGEs und RAGE*

Spezialisierte Endothelzellen bilden die Blut-Hirn-Schranke, die nur bestimmte Stoffe ins Gehirn transportieren, aber das Einströmen anderer Stoffe wie Entzündungsfaktoren verhindern. Eine **Störung dieser Blut-Hirn-Schranke** ist der grundlegende Faktor für die Ausbildung von Entzündungen im Zentralen Nervensystem - wie z.B. bei der Multiplen Sklerose.

## 1.5.7 AGEs führen zu Degeneration und Arthrose

Ein weiterer wichtiger Krankheitsprozess, der durch AGEs und RAGE ausgelöst wird, ist der aktive Gewebsabbau durch die Aktivierung der MMPs (Matrix-Metalloproteasen). Diese MMPs lösen die Matrixbestandteile der unterschiedlichen Bindegewebsformen auf. Hierbei werden sowohl kollagene und elastische Fasern als auch die Grundsubstanz des Bindegewebes abgebaut, was zum Gewebsuntergang mit eingeschränkter Funktion und Belastbarkeit führt. Resultate dieser durch Zucker ausgelösten AGE-Reaktionen sind Arthritis und Arthrose.

| **AGEs** (**A**dvanced **G**lycation **E**ndproducts) | Reaktionen | Wirkung |
|---|---|---|
| **RAGE** (Rezeptor für AGE) | | |
| | aktiviert **MMP** (Matrix-Metalloprotease) | |
| | bauen Bindegewebe ab | |
| **Degeneration und Arthrose** | | Funktions- und Strukturveränderungen aller Bindegewebsarten |

*Abb. 39: Entwicklung von Degeneration und Arthrose durch AGEs und RAGE*

## 1.6 Zusammenfassung: Zucker macht krank

Wir haben nun unterschiedliche Schäden und Belastungen durch zuckerreiche Mahlzeiten und dem darauf folgenden **„Zucker-Tsunami"** mit anschließender **Insulinreaktion** und **Bildung der AGEs** kennengelernt. Diese wiederholten Zuckerbelastungen sind für den Körper keine Bomben, wie Virusinfekte, die uns auch mal für eine Woche lahm legen können. Vielmehr sind sie Minischäden, die allerdings tagtäglich milliardenfach bei jedem von uns - egal ob Diabetiker oder Nicht-Diabetiker - ablaufen und somit den Weg ebnen für verschiedenste chronische Erkrankungen.

**„Steter Tropfen höhlt den Stein."**

**Bei Diabetikern ist dieser Tropfen nur etwas größer, deshalb sind die Schäden meist auch ausgeprägter.**

| Schäden und Belastungen durch zu viel Zucker | | | |
|---|---|---|---|
| **Zu viel Zucker im Magen-Darm-Trakt** | **Zu viel Zucker im Blut** (= Hyperglykämie) | **Zu viel Insulin** | **AGEs** (**A**dvanced **G**lycation **E**ndproducts) |
| führen zu Zahn- und Zahnfleischerkrankungen | führt zu Zuckerüberschuss in den Zellen | führt zu Zuckerüberschuss in den Zellen | |
| | führt zu Übersäuerung des Gewebes | verhindert Freisetzung von Glucose aus Zellen | |
| | fördert die Bildung freier Radikale | | fördern die Bildung freier Radikale |
| | hemmt Mitochondrienfunktion | hemmt Mitochondrienfunktion | |
| | löst Immunkilling aus | hemmt die Apoptose der Zellen | lösen Zelltod aus |
| führen zu Entzündungen der Darmschleimhaut | führt zu Entzündungen | führt zu Entzündungen | führen zu Entzündungen |
| | | | lösen Rheuma und Autoimmunprozesse aus |
| | fördert das Tumorwachstum | fördert das Tumorwachstum | fördern das Tumorwachstum |
| | wird in Fettsäuren und Fett umgewandelt | fördert die Fettsäuresynthese in den Zellen | |
| | verhindert Fettabbau | verhindert Fettabbau | |
| | führt zur Fettleber | erhöht Cholesterin im Blut | |
| | hemmt Noradrenalin | erhöht Adrenalin | |
| führen zu Sodbrennen und Gastritis | | hemmt die Cortisolwirkung | lösen Arteriosklerose und Thrombosen aus |
| führen zu Blähungen | | | führen zu Degeneration und Arthrose |
| führen zu Krämpfen im Magen-Darm-Trakt | | | |
| führen zu Durchblutungsstörungen | | | |
| führen zu Beschwerden im Nackenbereich | | | |

*Abb. 40: Zusammenfassung: Schäden und Belastung durch Zucker*

## Eine Fehlernährung mit großen Zuckermengen, ist beteiligt an fast allen Krankheiten:

Sodbrennen, Gastritis, Refluxösophagitis
Reizdarm-Syndrom (Colon Irritabile)
Chronisch-entzündliche Darmerkrankungen
Nichtalkoholische Fettleber und Fettleberhepatitis
Glomerulonephritis (Entzündung der Niere)
Bluthochdruck (arterielle Hypertonie)
Herzinfarkt (Myokardinfarkt)
Hirninfarkt (Schlaganfall)
Übergewicht, Fettverbrennungsstörungen
Metabolisches Syndrom
Diabetes mellitus (Zuckerkrankheit)
Rheuma (entzündlich-rheumatische Erkrankungen)
Arthrose, Osteoporose (Degenerative Erkrankungen)
Atopisches Ekzem (Neurodermitis)
Psoriasis (Schuppenflechte)
Immunschwäche, Allergie
Depression, Burnout-Syndrom
Schlafstörungen und Restless-Legs-Syndrom
Aufmerksamkeitsdefizitsyndrom (ADS, ADHS)
Kopfschmerzen, Migräne
Epilepsie (Krampfleiden)
Multiple Sklerose (MS)
Morbus Parkinson
Demenz und Morbus Alzheimer
Chronischer Schmerz
Rückenschmerzen
Muskel- und Gelenkschmerzen
Überaktive Blase (Reizblase)
Regelschmerzen (Dysmenorrhoe)
Tumore, Krebs

*„Krankheiten haben viele Väter,*
*aber nur eine Mutter -*
*die falsche Ernährung“*

*Chinesisches Sprichwort*

Hier sei noch einmal erwähnt, dass alle Krankheiten auch Ursachen und zusätzliche Belastungen außerhalb der Ernährung haben können.
In der Regel lässt sich aber jeder Krankheitsprozess durch eine optimale Ernährung - die Basis der Gesundheit - schnell und einfach beeinflussen. Diese Ernährungstherapie sollte durch eine spezielle Labordiagnostik und gezielte Nährstofftherapie ergänzt werden, um alte Defizite schnell und gezielt auszugleichen.

Aber genau dafür - für eine optimale Ernährung - ist es wichtig, den größten Ernährungsfehler zu erkennen. Denn nur wenn dies erkannt wird, kann die Ernährung zum positiven geändert werden.

Deshalb sollte das nächste Kapitel spannend werden:

## Warum macht das „gesunde“ Vollkorn kränker als Zucker?

# 2. Vollkorn macht kränker

Wieso stelle ich diese provokante Behauptung auf? Wie begründe ich meine Aussage, die im Gegensatz zur allgemeinen Meinung steht? Ist die Problematik, die von Vollkorn ausgeht, wirklich so kompliziert, dass sie nicht verstanden werden kann?

Im Folgenden werde ich Ihnen ganz einfach, verständlich und mit unstrittigen Fakten erklären, warum Vollkornbrot, Vollkornnudel und auch Vollkornreis nicht gesund sind - ja sogar kränker machen als der als böse gescholtene Zucker.
Haben Sie bitte keine Angst vor der erschreckenden Wahrheit, die Ihnen die Augen öffnen wird. Sie ist ganz leicht für jeden zu verstehen.

## 2.1 Woher kommt unser tägliches Brot?

Getreide, Reis und Mais spielten in unserer Evolutionsgeschichte als Jäger und Sammler keine Rolle. Unser erstes Brot wurde nachweislich erst vor ca. 6.500 Jahren gegessen. Dies ist in der gesamten Menschheitsgeschichte ein verschwindend kleiner Zeitabschnitt.

Vergleichen wir einmal die Zeitspanne unseres Insekten- und Fleischkonsums der letzten 200 Millionen Jahre mit dem ersten Brotkonsum, so stellen wir fest, dass es nur 0,003 % der Zeit Getreide gab, d.h. im Verhältnis zu einem Menschenleben, mit der mittleren Lebenserwartung von 80 Jahren, entspricht dies gerade einmal 1 Tag. Selbst wenn wir nur unser Jäger+Sammler-Dasein mit überwiegendem Fleischkonsum seit 3 Millionen Jahren als Vergleichsspanne sehen, sind es trotzdem nur verschwindend geringe 0,2 % „Brot-Zeit“, d.h. bei 80 Jahren nur 60 Tage.

Warum haben wir erst so spät das „ach so gesunde, nährstoffreiche Getreide“ in unseren Speiseplan mit aufgenommen? Wo war es denn vorher?

Erst als der Mensch vor ca. 10.000 Jahren sesshaft wurde und Tiere domestizierte, begann er Gräser anzubauen und zu züchten, um seine Haustiere zu füttern und später das Fleisch „zu ernten“. Durch Züchtung der Gräser entstanden langsam unsere Kulturpflanzen Getreide, Reis und Mais.

| Domestikation von Haustieren: | |
|---|---|
| Schaf, Ziege | vor 10.000 Jahren |
| Schwein | vor 9.000 Jahren |
| Rind | vor 8.500 Jahren |
| Dromedar, Esel | vor 6.000 Jahren |
| Pferd | vor 5.500 Jahren |

| Kulturpflanzen seit: | |
|---|---|
| Weizen | 10.000 Jahre |
| Roggen | 8.600 Jahre |
| Mais | 7.000 Jahre |
| Reis | 6.000 Jahre |
| ...und daraus Brot seit 6.500 Jahren | |

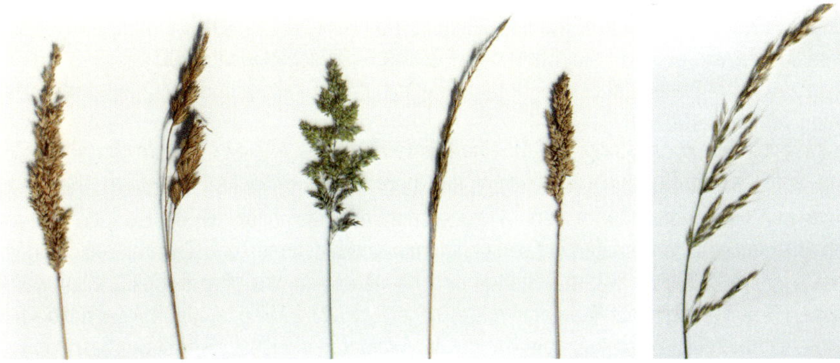

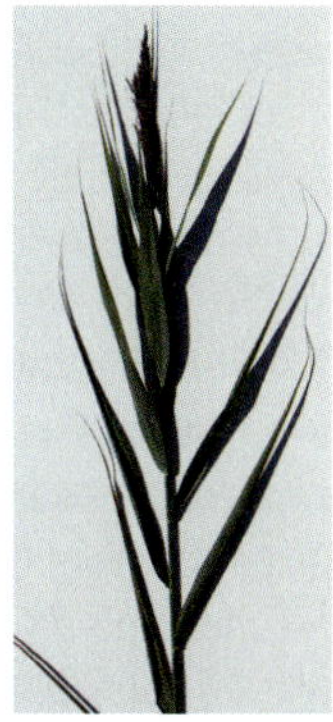

Abb. 41: Wildgräser

Schilfgras

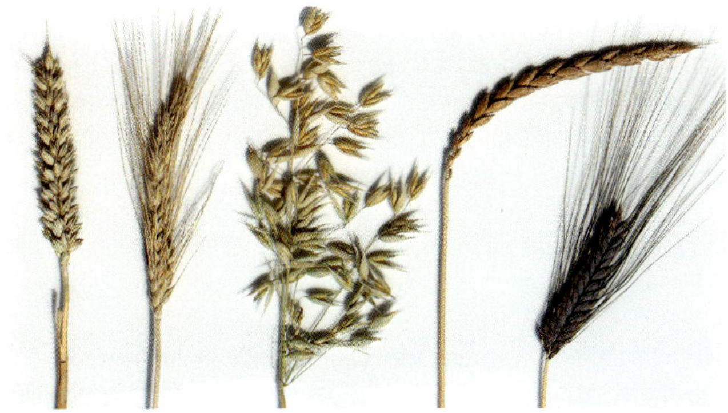

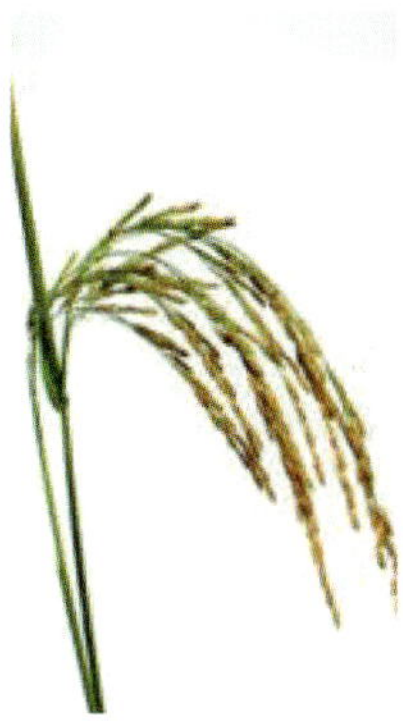

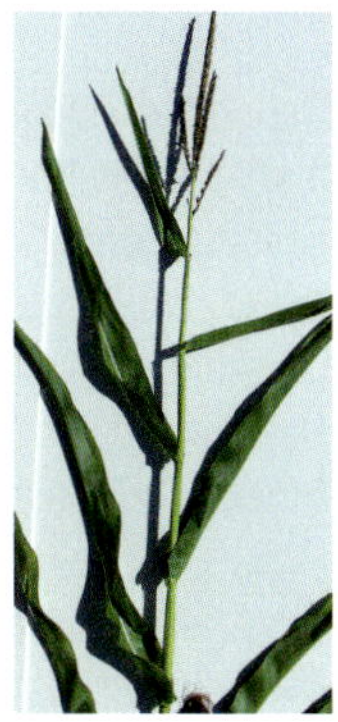

Abb. 42: Weizen, Gerste, Hafer, Roggen, Emmer

Reis

Mais

Getreide, Reis und Mais sind Züchtungen aus alten Wildgräsern. Sie alle gehören zur Pflanzenfamilie der Süßgräser.
Bis vor 6.500 Jahren haben wir kein Brot - also kein Gras gegessen.
Wir sind ja auch keine Weidetiere!

# Welche Nahrungsquellen haben uns dann in der Evolutionsgeschichte begleitet?

Die Nahrungsquelle der Insektenfresser, vor 200 Millionen Jahren, waren kleine eiweißreiche und fettreiche Insekten.
Aus den Insektenfressern entwickelte sich der Stamm der Primaten. Die Primaten waren damals, vor 80 Millionen Jahren, schon als Omnivoren (Allesfresser) unterwegs, d.h. ihr Speiseplan enthielt neben tierischen Nahrungsmitteln, wie Insekten und Kleintieren, auch Pflanzenkost in Form von Beeren, Früchten, Blättern und Nüssen.
Vor ca. 4 Millionen Jahren hat die Evolution verschiedene Arten der Australopithecinen herausgebildet. Zu dieser Zeit gingen diese schon aufrecht, also auf 2 Beinen. Mit dem Australopithecus africanus hat sich vor 3 Millionen Jahren der 1 - 1,50 m große Primat, der als Vor-Mensch bezeichnet wird, aus den Wäldern Ost- Afrikas in die Savannen und Steppen gewagt. Dadurch änderte sich die Nährstoffzusammensetzung der Nahrung ganz beträchtlich, denn hier fand der Australopithecus etwas „größere Insekten" in Form von Kleintieren und frisch verendeten Großtieren vor, dadurch wurde der Speiseplan deutlich eiweißreicher und fettreicher. Somit

waren die Baustoffe für die explosionsartige Hirnentwicklung vorhanden und das Hirnvolumen erhöhte sich innerhalb von 1 Million Jahren von 500 $cm^3$ auf 1.000 $cm^3$. Für das Hirnwachstum von 300 $cm^3$ auf 500 $cm^3$ benötigte die Evolution zuvor 4 Millionen Jahre. Der heutige Mensch hat im Vergleich dazu, 2 Millionen Jahre später, ein Hirnvolumen von ca. 1.400 $cm^3$.

Zusammenfassend lässt sich feststellen, dass der Mensch und seine Vorfahren seit 65 Millionen Jahren tierische Eiweiße und Fette in Form von Insekten essen. Mit zunehmender Artenvielfalt, die die Evolution hervorzauberte, entstanden unterschiedliche Primaten mit verschiedenen Kombinationen und Zusammensetzungen einer omnivoren Kost. Tierische Quellen waren Insekten und Kleintiere und als pflanzliche Quellen waren Früchte, Beeren, Nüsse, Pilze, Wildgemüse, Kräuter und Blätter gefragt. Vor 3 Millionen Jahren entschied sich ein Teil der Primaten richtig und wagte sich aus dem Schutz der Wälder in die Unsicherheit der Steppen und Savannen.
Das war ein kleiner Schritt für einen Primaten, aber ein riesiger Schritt für die Menschheit (frei nach Neil Armstrong).

Dadurch erschloss sich dem Australopithecus eine riesige Eiweiß- und Fettquelle, das Fleisch und Knochenmark frisch verendeter Großtiere. Diese Nährstoffbombe ermöglichte die Entwicklung zum Menschen im Gegensatz zu den Menschenaffen, unseren nahen Verwandten, die damals, bei geringeren Nährstoffquellen, in den Wäldern geblieben sind. Ihr Hirnvolumen ist in den letzten 6 Millionen Jahren, mit 400 $cm^3$, ziemlich unverändert geblieben.
Das Fleisch von Großtieren wurde in den nächsten Hunderttausenden von Jahren erjagt und mit gesammelter Pflanzenkost serviert.

Der Mensch ernährte sich somit über 3 Millionen Jahre hinweg als Jäger und Sammler. Anfangs war er passiver „Jäger" als Aasfresser frisch verendeter Tiere. Seit 400.000 Jahren ist das aktive Jagen mit Waffen Teil der Nahrungsbeschaffung. Mit erjagtem Fleisch und Fisch sowie gesammeltem Obst, Gemüse, Kräutern und Pilzen eroberte er die Welt.

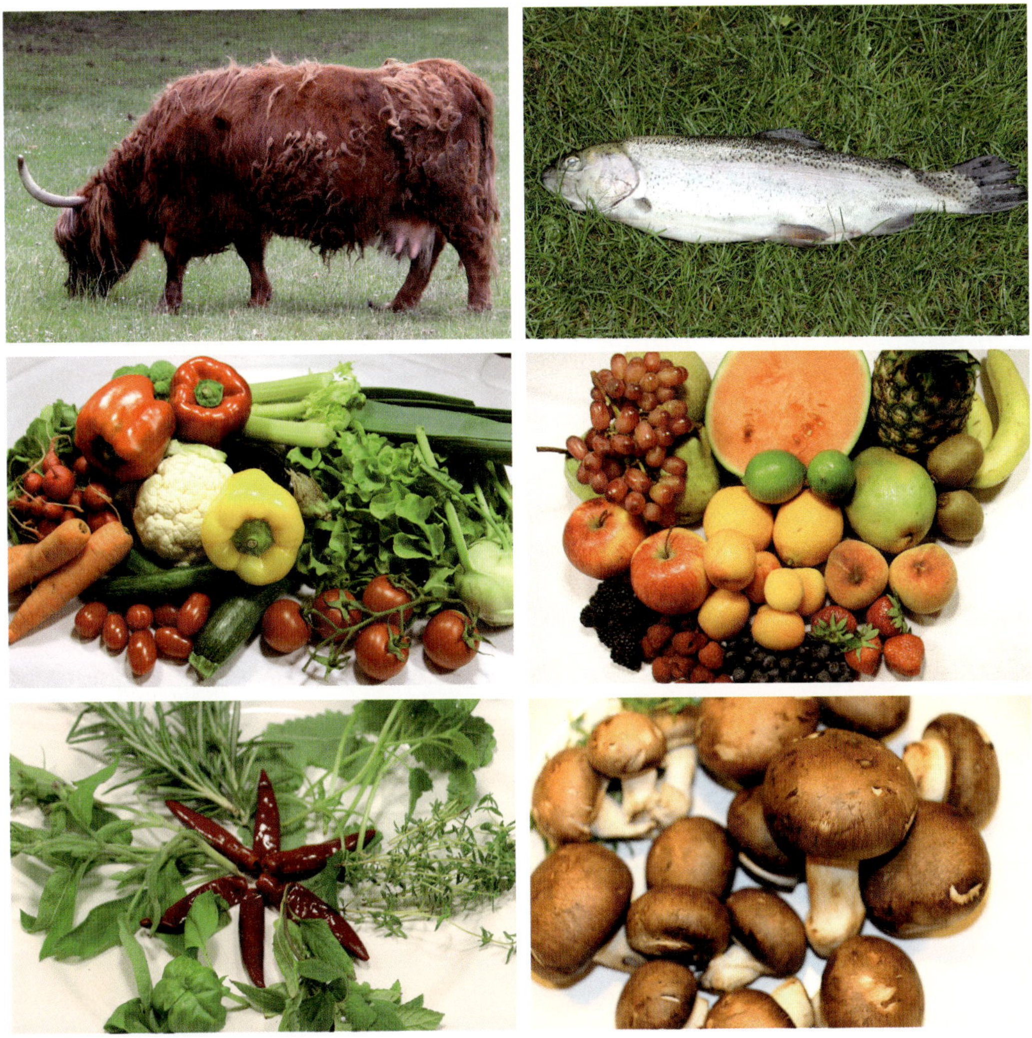

*Abb. 43: Nahrungsmittel, die uns in der Evolution begleitet haben*

## 2.2 Was sind die Inhaltsstoffe von Getreide und Reis?

Die von uns verwendeten Gräser enthalten ca. 70 % Kohlenhydrate in Form von Stärke, ca. 10 % Eiweiß und ca. 3 % Fett, wobei ein sehr ungünstiges Omega6:Omega3-Verhältnis besteht (siehe Abb. 44).
Durch den hohen Kohlenhydratanteil von ca. 70 % werden Getreide und Reis zu den Süßgräsern gezählt, obwohl sie ja bekanntlich nicht süß schmecken.

| Süßgräser | Kohlenhydrate Stärke | Eiweiß | Fett | Omega6:3 |
|---|---|---|---|---|
| Weizen | 61 % | 12 % | 2 % | 14:1 |
| Dinkel | 69 % | 11% | 3 % | 15:1 |
| Gerste | 64 % | 10 % | 2 % | 10:1 |
| Hafer | 60 % | 12 % | 7 % | 27:1 |
| Hirse | 69 % | 10 % | 4 % | 14:1 |
| Roggen | 60 % | 9 % | 2 % | 7:1 |
| Reis | 78 % | 7 % | 1 % | 36:1 |

*Abb. 44: Nährstoffe von Getreide, Reis, mod. aus Fett Guide[12] (Gonder, Lemberger, Worm)*

Getreide und Reis haben einen sehr hohen Kohlenhydratanteil von ca. 70 %. Das Kohlenhydrat der Süßgräser ist Stärke. Dadurch isst der Mensch sehr große Mengen an Stärke. Stärke spielte jedoch in der Evolutionsgeschichte der Menschheit, also in den letzten 3 Millionen Jahren, keine Rolle. Das erste Brot gab es erst vor 6.500 Jahren und freiwillig „ins Gras gebissen" hat zuvor auch keiner!

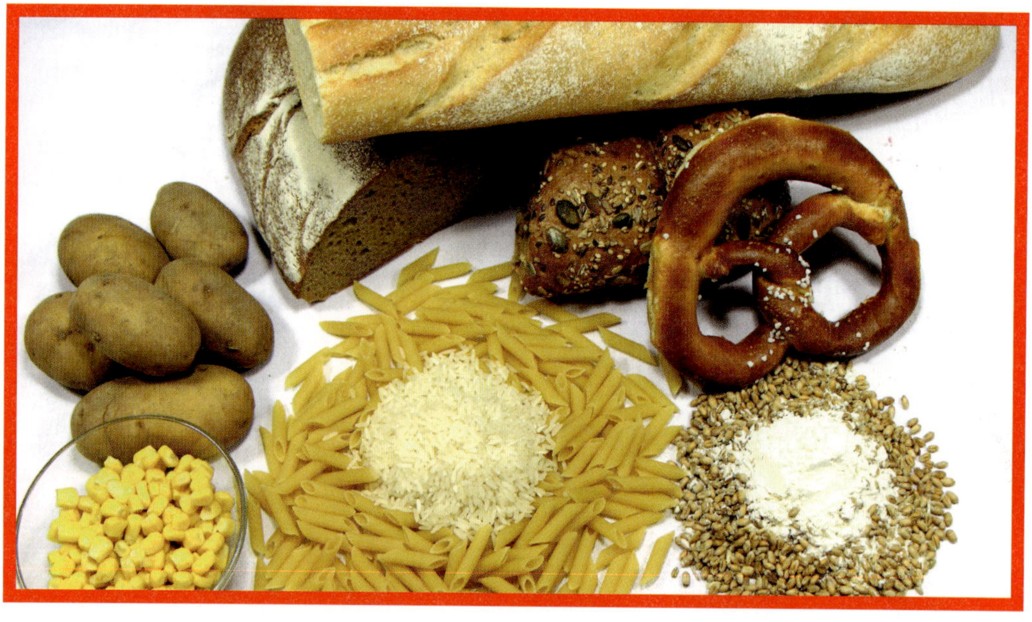

*Abb. 45: Nahrungsmittel mit einem hohen Kohlenhydratanteil*

## 2.3 Was ist Stärke?

Stärke ist ein langkettiges Kohlenhydrat und die pflanzliche Speicherform von Glukose (Traubenzucker). Kohlenhydrate sind Zucker, die aus 1 - 10.000 Zuckermolekülen aufgebaut sind. Sie müssen im Rahmen der Verdauung in Einzelbausteine, d.h. Einzelzucker, zerlegt werden. Denn nur als Einzelbausteine können sie anschließend, über unterschiedliche Wege, ins Blut bzw. in die Leber aufgenommen werden.

Stärke besteht aus 200 - 4.000 Traubenzuckermolekülen, die miteinander zu langen Ketten verbunden sind (Abb. 46). Diese Traubenzuckerbausteine sind so eng miteinander verknüpft, dass sie nicht mehr süß schmecken - eigentlich schade, oder?

GGGGGGGGGGGGGGGGGGGGGGGGGGGGGGGGGGGGGGGGGGGGGGGGGGGGGG

Stärke besteht aus zusammengesetztem Traubenzucker (G=Glukose)

*Abb. 46: Die Traubenzuckerkette Stärke*

Zucker ist nicht gleich Zucker.
Wie die einzelnen unterschiedlichen Zuckerarten im Überbegriff der Kohlenhydrate einzuordnen sind, sehen Sie in Abbildung 47.

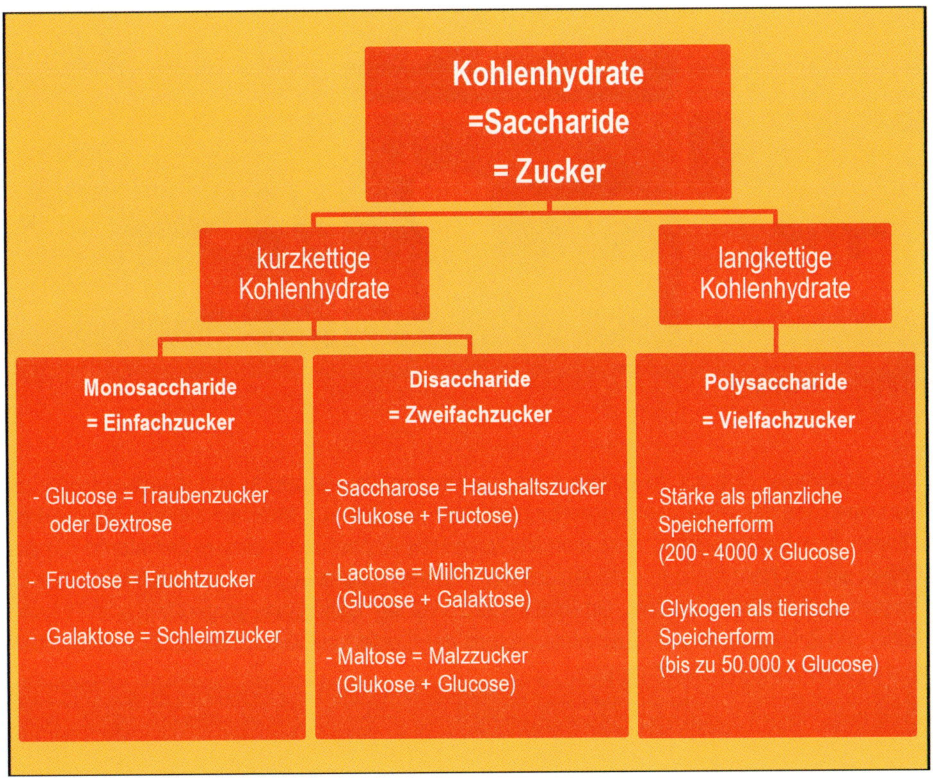


*Abb. 47: Einteilung der Kohlenhydrate*

Stärke wird im menschlichen Verdauungsapparat in seine Einzelbausteine, d.h. Traubenzucker, zerlegt und anschließend ins Blut aufgenommen.
Eigentlich hört sich das doch ganz normal und biologisch an!

Nachdem die artfremde Stärke aber erst seit 6.500 Jahren im Speiseplan des Menschen enthalten und Hauptbestandteil der Gräser ist, stellt sich die Frage:

Wie wird Stärke von grasfressenden Weidetieren, die an Stärke seit Jahrmillionen angepasst sind, verstoffwechselt?

## 2.3.1 Wie wird Stärke von grasfressenden Weidetieren verstoffwechselt?

Nachdem Getreide Süßgräser sind - und der Hauptbestandteil dieser Gräser Stärke ist - wollen wir den Stoffwechselweg grasfressender Weidetiere genau unter die Lupe nehmen.
Seit wann fressen sie Gras und wie sieht die physiologische Anpassung an Stärke aus?

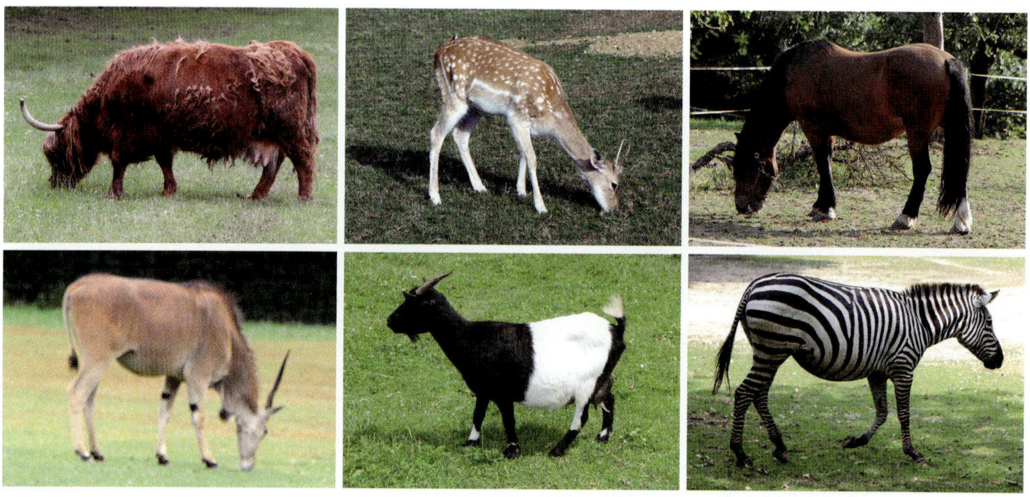

*Abb. 48: Verschiedene Weidetiere*

Paarhufer und Unpaarhufer sind als Weidetiere reine Pflanzenfresser (Herbivore) und in unterschiedlichen Arten und Gattungen seit der Trias, dem frühen Erdmittelalter (vor 250-200 Millionen Jahren), auf unserem Planeten zu finden. Man könnte meinen, dass eine physiologische Anpassung in diesem Zeitrahmen möglich sein sollte. Gräser sind als Nahrungsquelle bei Weidetieren artgerecht, darüber gibt es sicherlich keine Zweifel. Weidetiere fressen große Mengen an Gras, ein Rind bis zu 20 kg/Tag. Das ist eine ganze Menge an Polysacchariden (Stärke und Zellulose), je nach Zusammensetzung der Gräser und Kräuter bis zu 50 %. Weidetiere essen somit riesige Mengen an Kohlenhydraten.

**Wie werden die Kohlenhydrate hier verarbeitet?**
**Was ist hierbei der bedeutende Unterschied zur menschlichen Verdauung?**

Weidetiere haben im Gegensatz zum Menschen einen Gärmagen[20]. Im Gärmagen (Pansen) werden diese riesigen Zuckermengen fast vollständig durch Gärung, mit Hilfe von Bakterien, Mikroben und Pilzen (beim Rind 7 kg!) in Fettsäuren umgewandelt. Der Pansen gibt die Gärprodukte langsam in den Weidetierdünndarm ab. Dort werden diese kurzen Fettsäuren resorbiert und in der Leber verlängert. Sie ergeben dann das tolle Spektrum von 400 verschiedenen Fettsäuren und das unwiderstehliche Aroma des Milchfetts. Der Zucker dient fast ausschließlich als Futter für die Pansenbakterien[17]. Die Bakterien, Mikroben und Pilze vermehren sich durch dieses tolle Futter und werden dann als Eiweißquelle vom Darm ins Blut aufgenommen. Nur ein verschwindend kleiner Anteil an Einfachzucker (5 - 10 %) gelangt in den Dünndarm, wird dort resorbiert und erscheint somit im Blut.
Um sich diese Mengenverhältnisse besser vorstellen zu können, will ich Ihnen das Gesagte am Beispiel einer Kuh vorrechnen:

Eine Kuh frisst am Tag ca. 20 kg Gras, das sind ca. 10 kg Stärke und Zellulose, also 10 kg Zucker. Diese Zuckermenge wird im Pansen durch Darmbakterien vergoren und nur 5 % davon gelangen in den Dünndarm, das sind ca. 500 g Zucker/Tag.
Wenn wir schon mal am Rechnen sind, vergleiche ich diese Stärkeverdauung der Kuh (Gewicht ca. 700 kg) mit der Verdauung des Menschen (Gewicht ca. 70 kg):
Die Tages-Zuckermenge der Kuh entspricht im Verhältnis 1 kg Zucker beim Menschen. Sie müssten also 1 kg Zucker an einem Tag essen, aber nur 50 g davon würden in Ihren Dünndarm gelangen und anschließend im Blut erscheinen.
Stattdessen ist es aber so, dass der gesamte Zucker - natürlich auch der Traubenzucker aus Stärke - vollständig in Ihren Darm gelangt und von dort auch komplett in Ihr Blut aufgenommen wird.
Weidetiere sind an diese großen Stärkemengen perfekt angepasst. Die Stärke geht nicht ins Blut wie bei uns Primaten, sondern bleibt im Gärmagen und ist dort Futter für die riesige Menge Pansenbakterien und Mikroben.
Durch Gärung machen diese Mikroorganismen aus dem Zucker Fettsäuren, die ins Blut aufgenommen werden. Gleichzeitig vermehren sie sich durch diesen Zucker und werden dann als Eiweißquelle in Form von Aminosäuren „verspeist".
Beim Weidetier werden also die Zuckermengen im Gärmagen entschärft und an die Bakterien verfüttert - bei uns nicht!

## 2.3.2 Hat sich der Mensch nicht auch schon an Stärke angepasst?

Die angepassten Grasfresser, die Stärke und Zellulose im Magen-Darm-Trakt zerkleinern, nehmen den Zucker nicht ins Blut auf, sondern füttern damit ihre Pansenbakterien und Mikroben und leben dann von diesen Bakterien.
Beim Menschen wird die Stärke in Einzelzucker, d.h. Traubenzucker, zerlegt. Diese Zuckermengen gelangen in den Darm und werden anschließend ins Blut aufgenommen. Durch die fehlende Anpassung des Menschen kommt es, im Gegensatz zum Weidetier, zu massiven Blutzuckerschwankungen.

**Dies ist der riesige und bedeutende Unterschied:**
Weidetiere haben einen Gärmagen, uns Primaten fehlt allerdings dieser Gärmagen.
Bei uns bleiben der Zucker und die Stärke nicht im Gärmagen, sondern wandern in den Darm und werden dann vollständig als Zucker ins Blut aufgenommen.
Wieso ist der Mensch nach 6.500 Jahren Brot nicht an Getreide angepasst?

Für eine genetische Anpassung müssen sich neue Gene für neue Enzyme bilden, dafür bräuchte der Mensch, bei einem Generationszyklus von 30 Jahren, 100.000 bis 200.000 Jahre (Prof. H. Reichholf). Außerdem bräuchten wir einen Pansen, einen Gärmagen – der uns sicher auch nicht auf die Schnelle wachsen wird. Selbst wenn die Evolution die Zeit hätte, Enzyme und einen Gärmagen zu entwickeln, würde sie sich höchstwahrscheinlich weigern, das perfekte, nährstoffreiche Nahrungsmittel Fleisch gegen nährstoffarme Gräser zu tauschen.

## 2.3.3 Was passiert durch die fehlende Anpassung beim Menschen genau mit der Stärke?

Beim angepassten Weidetier wird Stärke, Zellulose und Zucker im Magen-Darm-Trakt durch die Bakterien und Mikroben verarbeitet und nicht ins Blut aufgenommen. Durch die fehlende genetische Adaptation an Stärke, d.h. an große Zuckermengen, wird beim Menschen die Stärke in Traubenzucker zerlegt und dieser Traubenzucker wird dann ins Blut aufgenommen. Dadurch kommt es aber bei Stärke- und Zuckerkonsum, im Gegensatz zum angepassten Weidetier, zu starken Blutzuckererhöhungen. Beim angepassten Weidetier dagegen bleibt der Blutzuckerspiegel konstant.
Der normale Blutzuckerspiegel wird mit Hormonen immer in engen Grenzen, d.h. 70 - 110 mg Glucose/dl Blut, konstant gehalten.

Haben Sie sich schon einmal überlegt, wie viel Zucker in Ihrem Blut so rumschwimmt?
Rechnen wir doch einmal nach:
70 - 110 mg Glucose/dl Blut =
700 - 1.100 mg Glucose/l Blut =
0,7 - 1,1 g Glucose/l Blut.
Bei einem 70 kg schweren Menschen, der 7 % des KG an Blut hat, sind das insgesamt 3,5 - 5,5 g bei 5 l Blut, d.h. 1 Teelöffel Zucker auf 5 l Blut (siehe Abb.49).

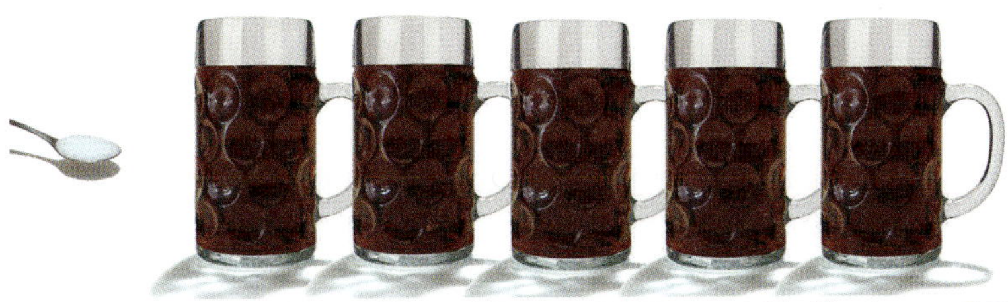

Blutzuckerspiegel: 70 - 110 ml Glucose/dl Blut = 1 TL Zucker auf 5 l Blut

*Abb. 49: Optische Darstellung des Blutzuckerspiegels*

Diese geringe Menge an Blutzucker versucht der Organismus konstant zu halten, damit eine optimale Zellfunktion gewährleistet ist.

## Wie reguliert der Körper Blutzuckerschwankungen?

1. Bei Stärkekonsum geht also beim Menschen der Zucker ins Blut über - im Gegensatz zum adaptierten Weidetier. Durch diese großen Zuckermengen kommt es allerdings zu einer massiven Erhöhung des Blutzuckerspiegels (siehe Abb. 50). Je größer die Zuckermenge, desto schneller und stärker steigt der Blutzuckerspiegel an. Zu viel Zucker im Blut schränkt die Zellfunktion ein, „verzuckert" das Gewebe und löst im Gewebe Entzündungsreaktionen aus (siehe 1.6).

2. Durch den massiven Blutzuckeranstieg wird das Hormon Insulin benötigt, um den Überzucker abzubauen. Insulin pumpt den Zucker in die Körperzellen. Der Überschuss wird in der Leber zum kleineren Teil in Glykogen, die körpereigene Zuckerreserve, und zum überwiegenden Teil in Fette umgebaut und als Energiereserve gespeichert, wodurch der Blutzuckerspiegel wieder absinkt. Große Zuckermengen, die abgebaut werden müssen, führen verständlicherweise zu einer Leberbelastung, die langfristig die Leberfunktion einschränken kann.

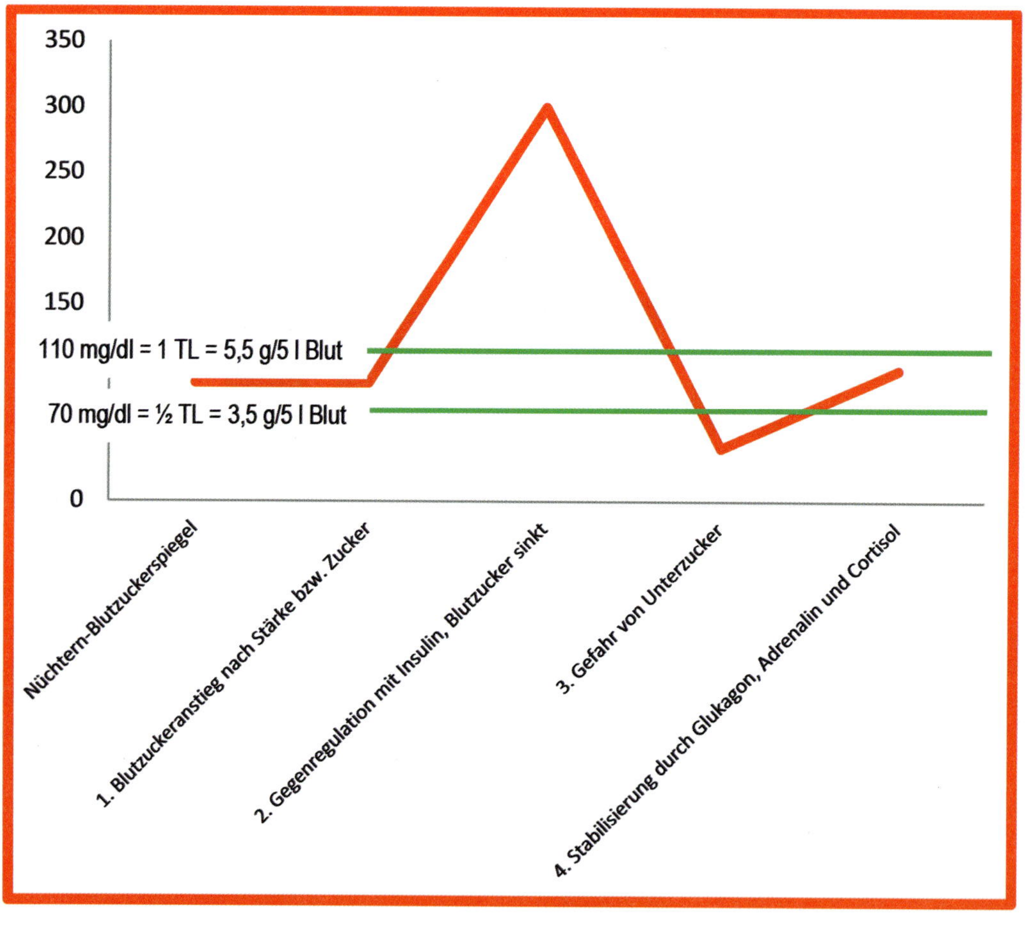


*Abb. 50: Blutzuckerverlauf nach Konsum von großen Stärke- und Zuckermengen*

3. Wenn Insulin den Blutzuckerspiegel senkt, bewegen wir uns aber auf eine gefährliche Unterzuckersituation zu. Dabei können verschiedenste Symptome auftreten (siehe Abb. 51). Ein zu niedriger Blutzuckerspiegel kann sogar lebensbedrohlich sein.

| Unterzuckersymptome: | |
|---|---|
| Aggressivität | Konzentrationsstörungen |
| Alpträume | Kopfschmerzen, Muskelschmerzen |
| Angstzustände | Permanentes Gähnen |
| Darmkrämpfe | Ruhelosigkeit |
| Das Gefühl verrückt zu werden | Schlafstörungen |
| Depressionen | Schwächeanfall |
| Entschlusslosigkeit | Schweißausbrüche |
| Erschöpfung, Müdigkeit | Schwindel |
| Geistige Verwirrung | Sehstörungen |
| Heißhungergefühle mit Zittern und/oder Übelkeit | Ständig besorgt |
| Herzklopfen | Weinkrämpfe |

*Abb. 51: Unterzuckersymptome*

4. Diese Insulinantwort, die den Blutzucker senkt, wird mit Hilfe von Stresshormonen ausgeglichen. Gegenspieler des Insulins sind Glukagon, Adrenalin, Noradrenalin und Cortisol. Je ausgeprägter die Blutzuckerschwankung ist, desto mehr Adrenalin und Cortisol wird benötigt, um den Blutzucker wieder stabil zu halten. Diese Stresshormone setzen aus der Leber Glukose frei, die dort entweder aus dem Speicherzucker (Glykogen) oder zur Not aus Aminosäuren gebaut wird.

Starke Blutzuckerschwankungen führen immer zu einer Stressreaktion des Organismus, der mit Hilfe von Hormonen den Blutzucker wieder ins Lot bringen muss. Der Mensch ist, durch die fehlende Anpassung an eine nicht artgerechte Ernährung mit großen Stärke- und Zuckermengen, das einzige Getier auf diesem Planeten, das mit diesen großen Blutzuckerschwankungen kämpfen muss. Bei artgerechter Ernährung kommt es bei allen Spezies zu keinen bis moderaten Anstiegen des Blutzuckerspiegels.
Mutter Natur hat gut mitgedacht!
Je mehr Stärke bzw. Zucker konsumiert wird, desto höher steigt der Blutzuckerspiegel und umso massiver muss der Einsatz der Stresshormone sein, um diese Blutzuckerschwankungen auszugleichen.

### 2.3.4 Wie hoch ist demnach der Zuckergehalt verschiedener Nahrungsmittel?

Der Zuckergehalt der Nahrungsmittel ist für jedermann und jederfrau sehr leicht zu ermitteln. Durch die Deklarationspflicht steht auf allen Verpackungen der Anteil an Kohlenhydraten, Fetten und Eiweißen. Die Zuckermenge lässt sich als Kohlenhydratanteil ablesen.
Die Deklaration birgt eine Gefahr in sich! Selbst viele Ernährungsexperten sind sich dieser nicht bewusst. Wie soll der leidgeplagte Patient und Laie diese Gefahr erkennen?

**Vorsicht: Stärke ist zwar als Kohlenhydrat deklariert, aber fälschlicherweise nicht als Zucker!**

Diese Deklaration (siehe Abb. 52) ist allerdings nicht ganz richtig, da sie den Verbraucher in die Irre führt.
**Hier stellt sich mir die Frage: Mit welcher Berechtigung haben:**
100 g Nudeln 70 g Kohlenhydrate, davon 0 g Zucker?

Stärke ist, wie wir bereits wissen, nur zusammengeklebter Traubenzucker, der im Magen-Darm-Trakt schnell in Einzelbausteine, d. h. in Glukose, zerlegt und dann ins Blut aufgenommen wird. Dadurch wird der Blutzuckerspiegel genauso erhöht wie durch jeden anderen Zucker.
Verbraucherschutz heißt: mit offenen Karten spielen! Die Stärke (= Saccharid = Zucker), die nicht zu schmecken ist, muss entsprechend deklariert werden.
Das bedeutet:
100 g Nudeln enthalten 70 g Kohlenhydrate, davon 70 g Traubenzucker!!!

| falsch und unfair | |
|---|---|
| **Herkömmliche Deklaration von Stärke** | |
| **100 g Nudeln enthalten:** | |
| **Kohlenhydrate:** | **70 g** |
| **davon Zucker:** | **0 g** |

| richtig und fair | |
|---|---|
| **Deklaration von Stärke** | |
| **100 g Nudeln enthalten:** | |
| **Kohlenhydrate:** | **70 g** |
| **davon Zucker:** | **70 g** |

*Abb. 52: Deklaration von Stärke*

Deshalb ist es wichtig, die gesamte Kohlenhydratmenge zu erfassen, um den Zuckergehalt des Nahrungsmittels festzustellen. Somit sieht die Nahrungsmittelwelt gleich ganz anders aus.
In der folgenden Tabelle ist eine repräsentative Auswahl verschiedenster Lebensmittel aufgeführt. Um die Kohlenhydratmenge zu vergleichen, habe ich zur besseren Übersicht, Näherungswerte angegeben und die Kohlenhydratmenge auf eine normale Portion umgerechnet.

| Nahrungsmittel | KH-Art | KH/100 g | KH/Portion |
|---|---|---|---|
| **Getreideprodukte** | | | |
| Brot, Semmel, Breze, 60 g | Stärke = TZ | 50 g | 30 g |
| Haferflocken, Müsli 4 EL = 40 g | Stärke = TZ | 70 g | 30 g |
| Pizza, 100 g | Stärke = TZ | 70 g | 70 g |
| Nudeln, 100 g | Stärke = TZ | 70 g | 70 g |
| Reis, 100 g | Stärke = TZ | 78 g | 78 g |
| Mais, 100 g | Stärke = TZ | 65 g | 65 g |
| **Kartoffeln** | | | |
| Kartoffeln, 300 g | Stärke = TZ | 15 g | 45 g |
| Pommes Frites, 300 g | Stärke = TZ | 15 g | 45 g |
| **Hülsenfrüchte, gegart** | | | |
| Erbsen, Linsen, 200 g | Stärke = TZ | 20 g | 40 g |
| Bohnen, 200 g | Stärke = TZ | 20 g | 40 g |

| Nahrungsmittel | KH-Art | KH/100 g | KH/Portion |
|---|---|---|---|
| **Fleisch, Fisch, Eier** | | | |
| Fleisch, 200 g | Glykogen = TZ | 1 g | 1 g |
| Fisch, 200 g | Glykogen = TZ | 1 g | 1 g |
| Leber, 200 g | Glykogen = TZ | 5 g | 10 g |
| Eier, 2 Stück = 120 g | TZ | 1 g | 1 g |
| **Gemüse** | | | |
| Tomate, 100 g | FZ + TZ | 3 g | 3 g |
| Paprika, 100 g | FZ + TZ | 3 g | 3 g |
| Gurke, Zucchini, 100 g | FZ + TZ | 2 g | 2 g |
| Kohlgemüse, 100 g | FZ + TZ | 2 g | 2 g |
| Kopfsalat, 100 g | FZ + TZ | 2 g | 2 g |
| Fenchel, 100 g | FZ + TZ | 2 g | 2 g |
| Meerrettich, 100 g | FZ + TZ | 11 g | 11 g |
| Karotten, Pastinake 200 g | FZ + TZ | 5 g | 10 g |
| **Milchprodukte** | | | |
| Milch, Naturjoghurt, 200 g | Milchzucker | 4 g | 8 g |
| Quark, 250 g | Milchzucker | 4 g | 10 g |
| Käse, 200 g | Milchzucker | 1 g | 1 g |

| Nahrungsmittel | KH-Art | KH/100 g | KH/Portion |
|---|---|---|---|
| **Obst + Beeren** | | | |
| Apfel, 100 g | FZ + TZ | 11 g | 11 g |
| Ananas, 100 g | FZ + TZ | 13 g | 13 g |
| Banane, 80 g | FZ + TZ | 21 g | 16 g |
| Orange, 100 g | FZ + TZ | 9 g | 9 g |
| Kirschen, 100 g | FZ + TZ | 13 g | 13 g |
| Zwetschgen, 100 g | FZ + TZ | 9 g | 9 g |
| Weintrauben, 100 g | FZ + TZ | 15 g | 15 g |
| Erdbeeren, 100 g | FZ + TZ | 5 g | 5 g |
| **Pilze + Kräuter** | | | |
| Pilze, 100 g | FZ + TZ | 1 g | 1 g |
| Kräuter | FZ + TZ | 1 g | 1 g |
| **Getränke** | | | |
| Wasser, 200 g | Nix | 0 g | 0 g |
| Saftschorle, 200 g | FZ + TZ | 5 g | 10 g |
| Saft, 200 g | FZ + TZ | 10 g | 20 g |
| Limo, Cola, Spezi, 200 g | Zucker = TZ + FZ | 10 g | 20 g |
| **Süßigkeiten, in normalen Mengen!** | | | |
| Eis, 2 Kugeln = 40 g | Zucker = TZ + FZ | 25 g | 10 g |
| Schokolade 1/3 Tafel = 33 g | Zucker = TZ + FZ | 50 g | 16 g |
| Schokoriegel, 30 g | Zucker = TZ + FZ | 50 g | 16 g |
| Gummibären, handvoll = 20 g | Zucker = TZ + FZ | 70 g | 14 g |
| Marmelade, Honig, 3 TL = 10 g | Zucker = TZ + FZ | 75 g | 7 g |
| Ketchup, Grillsauce, 2 EL = 20 g | Zucker = TZ + FZ | 25 g | 5 g |

*Abb. 53: Kohlenhydratgehalt von Nahrungsmitteln (TZ=Traubenzucker, FZ=Fruchtzucker)*
*(modifiziert nach www.kohlenhydrat.org und www.naehrwertrechner.de, Bundeslebensmittelschlüssel[22])*

Betrachtet man den Zuckergehalt der verschiedensten Nahrungsmittel (Abb. 53), so fällt auf, dass nur stärkehaltige Nahrungsmittel große Zuckermengen beinhalten. Sogar Süßigkeiten haben in normalen Mengen, d.h. als Zuckerl nebenher, nicht annähernd die Zuckermenge wie Getreide und Co.

Der Organismus versucht, wie oben beschrieben, den Blutzuckerspiegel konstant bei 70 - 110 mg/dl, d.h. 3 - 5 g/5 l Blut zu halten. Deshalb ist es wichtig, nur geringe Zuckermengen zu konsumieren, die den Blutzuckerspiegel langsam erhöhen. Eine Portion Stärke hat allerdings mit 70 g ungefähr 7-mal so viel Zucker wie Obst, die zuckerreichste Urnahrung. Dadurch steigt natürlich der Blutzuckerspiegel durch Stärke enorm an.

„Aber Stärke, v.a. aus Vollkorn, ist doch ein langkettiges Kohlenhydrat, das den Blutzuckerspiegel nur langsam erhöht!" - Stimmt das wirklich?

## 2.4 „Stärke, als langkettiges KH, geht doch langsam ins Blut, oder?“

Stärke muss erst in Traubenzuckermoleküle zerlegt werden. Diese Zerlegungsprozesse erfordern etwas Zeit und führen daher zu einem langsameren Blutzuckeranstieg als reiner Traubenzucker. Prinzipiell gilt: Je mehr Zerlegungs- und Umwandlungsprozesse stattfinden, bis resorbierbare Einfachzucker entstehen, desto langsamer steigt der Blutzucker an.

Die Einfachzucker, Glucose, Fructose und Galaktose, werden dann über verschiedene Resorptions- und Umwandlungswege in für unsere Zellen nutzbare Glucose umgewandelt (siehe Abb. 54).

Hierbei wird Stärke und Glykogen in Traubenzucker (= Glucose) zerlegt und anschließend der Traubenzucker selbst direkt ins Blut aufgenommen und als Glucose bereitgestellt. Fructose und Galaktose werden nach Aufnahme im Darm erst zur Leber transportiert. Dort werden sie langsam in Glucose umgewandelt und ins Blut freigesetzt, dadurch steigt der Blutzuckerspiegel auch deutlich langsamer an.

### Resorptionswege der Zuckerarten:

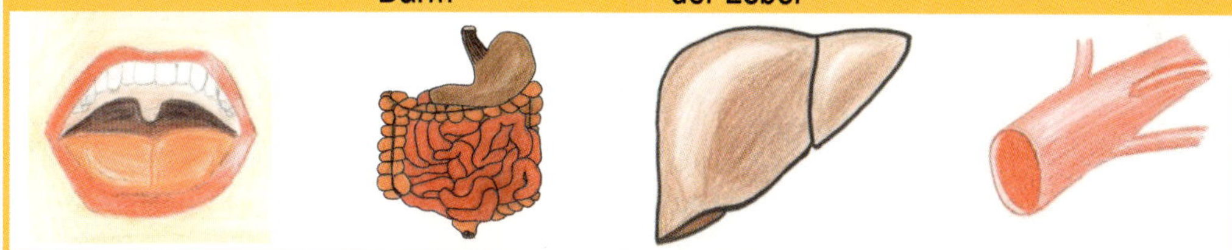

| Nahrungsaufnahme der Kohlenhydrate | Zerlegung in Einzelzucker im Darm | Aufnahme und Verarbeitung in der Leber | Aufnahme ins Blut |
|---|---|---|---|
| Stärke → | Glucose → | → | Glucose |
| Glykogen → | Glucose → | → | Glucose |
| Glucose → | Glucose → | → | Glucose |
| Saccharose → | Glucose + → | → | Glucose |
| | Fructose → | Fructose → | Glucose |
| Laktose → | Glucose + → | → | Glucose |
| | Galaktose → | Galaktose → | Glucose |
| Fructose → | Fructose → | Fructose → | Glucose |

*Abb. 54: unterschiedliche Resorptionswege der Zuckerarten*

Wie schnell und stark der Blutzuckerspiegel nach den Mahlzeiten wirklich ansteigt, das zeigen die Messungen und Ergebnisse des Glykämischen Index (GI), die David Jenkins[23] und sein Team schon im Jahre 1981 erstmals veröffentlicht haben.

Für die Bestimmung des Glykämischen Index wurde die Intensität der Blutzuckererhöhung nach Konsum von 50g Zucker gemessen. Hierfür mussten die Probanden 50g Zucker in Form verschiedenster Nahrungsmittel essen. Die Portionen wurden so groß gewählt, dass sie jeweils 50g Zucker beinhalteten - das waren 50g Zucker oder 100g Brot oder 450g Äpfel oder 1700g Tomaten. Anschließend wurde der Blutzuckerspiegel 0 min, 15 min, 30 min, 45 min, 60 min, 90 min und 120 min nach den Mahlzeiten gemessen (siehe Abb. 55).

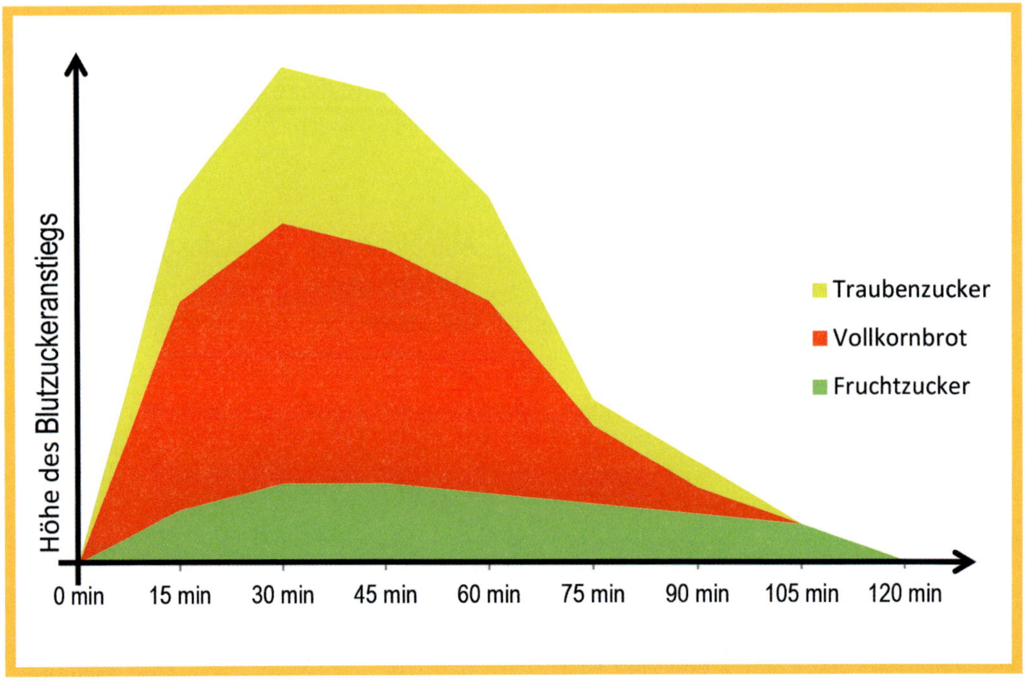


*Abb. 55: Blutzuckerverlauf nach Konsum von verschiedenen Nahrungsmitteln = Glykämischer Index*

Reiner Traubenzucker erhöht den Blutzuckerspiegel am stärksten und wurde als GI von 100 % definiert. Der Zuckeranstieg nach Traubenzucker ist also der Referenzwert. Alle anderen Nahrungsmittel werden im Verhältnis zum Traubenzucker beschrieben.

Mittlerweile ist der Glykämische Index von allen Nahrungsmitteln bekannt[24,25]. Um diese unübersichtlich vielen Werte einzuordnen, ist es wichtig, zu wissen, welche Zuckerarten im Nahrungsmittel vorherrschen. Die Zuckerart bestimmt grundlegend die Intensität der Blutzuckererhöhung, d.h. den GI.

| **Glykämischer Index der Zuckerarten** | | |
|---|---|---|
| **Zuckerarten:** | **KH-Menge** | **GI in %** |
| Glucose (Traubenzucker) | 50 g | 100 |
| Stärke = Glucose + Glucose + Glucose + ... | 50 g | 95 |
| Saccharose = Glucose + Fructose | 50 g | 65 |
| Milchzucker = Glucose + Galaktose | 50 g | 40 |
| Fructose (Fruchtzucker) | 50 g | 20 |

*Abb. 56: unterschiedlicher Glykämischer Index von unterschiedlichen Zuckerarten*

Bei dieser Übersicht des GI von verschiedenen Zuckerarten in Abbildung 56 fällt auf, dass reine Stärke nur unwesentlich langsamer im Blut erscheint als blanker Traubenzucker.
Der geringste Blutzuckeranstieg wird nach Konsum von Fruchtzucker gemessen. Da Haushaltszucker (Saccharose) aus Traubenzucker und Fruchtzucker besteht, liegt der GI mit 70 (GI 60 bei Jenkins[23], 1981) zwischendrin. Auch Milchzucker, bei Säugetieren der Zucker Nr. 1, hat durch die Galaktose einen sehr niedrigen GI von 40.

Der Blutzuckeranstieg der verschiedenen Nahrungsmittel ist prinzipiell ähnlich hoch wie der GI von der Zuckerart, die im Nahrungsmittel vorherrscht. Durch verschiedene Einflüsse, wie z.B. Teilchengröße, Eiweiß, Fett, aber auch Ballaststoffe und Faserstoffe, wird der Blutzuckeranstieg allerdings etwas gebremst (siehe Abb. 57).

| Glykämischer Index von Getreide, Reis, Mais | | |
|---|---|---|
| **Stärke** | **KH-Menge** | **GI in %** |
| Stärke = Glucose + Glucose + Glucose + ... | 50 g | 95 |
| Breze, Semmel, 100 g | 50 g | 60 - 95 |
| Pizza, 100 g | 50 g | 60 |
| Vollkornbrot, fein gemahlen, 100 g | 50 g | 70 |
| Vollkornbrot mit ganzen Körnern, 100 g | 50 g | 50 |
| Müsli, Haferflocken, 70 g | 50 g | 55 - 70 |
| Reis, 65 g | 50 g | 55 - 80 |
| Kartoffeln, Pommes frites, 300 g | 50 g | 70 - 95 |
| Nudeln, 70 g | 50 g | 50 - 70 |
| Maismehl, 80 g | 50 g | 70 |

Betrachtet man nun den Glykämischen Index von Stärkeprodukten, so fällt ein recht hoher GI zwischen 50 - 95 auf. Vollkorn liegt bei einem GI von 50 - 70, Weißmehl bei einem GI von 60 - 95. Vollkorn-Stärke geht nicht langsam ins Blut, sondern nur langsamer als Weißbrot, aber ähnlich schnell wie blanker Haushaltszucker (GI 60 - 70).
Durch die Ballaststoffe des Vollkorns wird der Glykämische Index zwar etwas gebremst, aber ...
**dadurch wird trotzdem aus Wasser kein Wein!**

| Glykämischer Index von Fleisch oder Fisch | | |
|---|---|---|
| **Glykogen** | **KH-Menge** | **GI in %** |
| Fleisch, Fisch, Wurst | 0 g | 0 |

Nachdem Fleisch nur 0,5 % Glykogen enthält, wird hierfür der GI = 0 gesetzt.

| Glykämischer Index von Milch und Milchprodukten | | |
|---|---|---|
| **Milchzucker** | **KH-Menge** | **GI in %** |
| Milchzucker = Glucose + Galaktose | 50 g | 40 |
| Milch, 1.250 g | 50 g | 30 |
| Joghurt, Hüttenkäse, Quark, 1.250 g | 50 g | 20 |
| Käse | 0 g | 0 |

In Milchprodukten ist die Zuckerquelle der Milchzucker, der aus Glucose und Galaktose besteht. Durch die nötige enzymatische Spaltung mit Laktase und den Galaktoseanteil ist der GI von Milchprodukten mit 20 - 30 sehr niedrig.

| Glykämischer Index von Gemüse und Hülsenfrüchten | | |
|---|---|---|
| **Fruchtzucker + Traubenzucker** | **KH-Menge** | **GI in %** |
| Glucose (Traubenzucker) | 50 g | 100 |
| Fructose (Fruchtzucker) | 50 g | 20 |
| Karotten, Pastinaken, 1.000 g | 50 g | 45 |
| Bohnen, Erbsen, Linsen (Stärke), 250 g | 50 g | 30 |
| Tomate, Aubergine, Zucchini, 1.700 g | 50 g | 15 |
| Blumenkohl, Brokkoli, 2.500 g | 50 g | 15 |
| Paprika, 1.600 g | 50 g | 15 |

Die Zuckerarten in Gemüse sind Traubenzucker, Fruchtzucker bzw. Rübenzucker (Saccharose), der auch aus den Monosacchariden Traubenzucker und Fruchtzucker besteht. Durch die unterschiedlichen Anteile der Zuckerarten ergibt sich ein recht niedriger GI von 15. Nur bei Karotten und Pastinaken liegt, bedingt durch den Rübenzucker, ein höherer GI von 45 vor. Hülsenfrüchte weisen durch ihre Stärke einen GI von 30 auf, da Bohnenstärke einen höheren, schwerer verdaulichen Amyloseanteil als Getreidestärke hat.
Die beiden Baustoffe von Stärke, Amylose und Amylopektin, und deren Verhältnis zueinander, bestimmen im Wesentlichen den GI von Stärke.

| Glykämischer Index von Obst und Beeren, Nüssen | | |
|---|---|---|
| **Fruchtzucker + Traubenzucker** | **KH-Menge** | **GI in %** |
| Glucose (Traubenzucker) | 50 g | 100 |
| Fructose (Fruchtzucker) | 50 g | 20 |
| Orange, Papaya, Mango, 550 g | 50 g | 45 |
| Banane, 250 g | 50 g | 50 |
| Weintrauben, 350 g | 50 g | 40 |
| Apfel, Aprikose, 450 g | 50 g | 35 |
| Fruchtsaft, 500 g | 50 g | 40 |
| Kirsche, 400 g | 50 g | 25 |
| Nüsse, 1.000 g | 50 g | 15-30 |

Obst, Beeren und Nüsse haben als Zuckerquellen Fruchtzucker und Traubenzucker in unterschiedlichen Mengen und Verhältnissen. Je reifer die Frucht, umso mehr Traubenzucker und desto höher ist demzufolge der GI. Durch den Fruchtzucker, der passiv im Darm aufgenommen und dann in der Leber erst in Glucose umgewandelt wird, steigt der Blutzuckeranteil nur langsam an, so dass Obst und Beeren einen niedrigen GI zwischen 15 und 50 aufweisen.

| Glykämischer Index von Süßigkeiten | | |
|---|---|---|
| **Saccharose = TZ + FZ** | **KH-Menge** | **GI in %** |
| Haushaltszucker (Saccharose), 50 g | 50 g | 65 |
| Honig, Marmelade, 70 g | 50 g | 65 |
| Ketchup, 200 g | 50 g | 70 |
| Limo, Cola, 500 g | 50 g | 68 |
| Schokolade, 100 g | 50 g | 60 |
| Gummibärchen, 75 g | 50 g | 70 |
| Milcheis, 200 g | 50 g | 50 |

*Abb. 57: Glykämischer Index unterschiedlicher Nahrungsmittel*

Nachdem der Haushaltszucker (Saccharose oder Rübenzucker) eine Verbindung aus Traubenzucker (GI 100) und Fruchtzucker (GI 20) ist, liegt der GI logischerweise zwischen den beiden, bei 65. Übrigens befinden sich diese beiden Zuckerarten auch in Obst, Beeren, Nüssen und Gemüse, d.h. in unserer Urnahrung.
**Deshalb ist Zucker nur ein Mengenproblem, aber nicht artfremd.**

| Zusammenfassung Glykämischer Index von Nahrungsmitteln | | |
|---|---|---|
| **GI von Jäger+Sammler-Nahrungsmitteln** | **KH-Menge** | **GI in %** |
| Fleisch, Fisch, Wurst, Käse, Ei | 0 g | 0 |
| Milch und Milchprodukte, 1250 g | 50 g | 20 - 30 |
| Gemüse 800 - 2500 g | 50 g | 15 - 45 |
| Obst, Beeren, Nüsse, 250 - 500 g | 50 g | 15 - 50 |
| Hülsenfrüchte, 250 g | 50 g | 30 |
| **GI von Stärke und Süßigkeiten** | **KH-Menge** | **GI in %** |
| Getreideprodukte, 70 - 100 g | 50 g | 50 - 95 |
| Kartoffeln, 300 g | 50 g | 70 - 95 |
| Süßigkeiten, 50 - 200 g | 50 g | 50 - 70 |

*Abb. 58: Überblick Glykämischer Index der Nahrungsmittelgruppen*

Unsere Jäger+Sammler-Ernährung hat nur einen niedrigen GI von 0 – 50. Massive Blutzuckeranstiege verursachen nur Stärke (Getreide, Kartoffel) und Zucker, wobei der Blutzuckeranstieg von den „langsamen langkettigen KH“ ähnlich stark ausfällt wie bei Konsum von Haushaltszucker. Stärke ist kein langsamer Zucker, sondern geht, mit einem GI von 50 - 95, ähnlich schnell ins Blut wie die gleiche Menge an reinem Haushaltszucker bzw. Süßigkeiten.

## 2.5 Sind dann alle Zucker schlecht?

NEIN, die Menge macht´s.

### 2.5.1 Welche Zuckerlast bringt eine Portion mit sich?

Um die Zuckermenge und die daraus resultierende Belastung für den Organismus einschätzen zu können, sind folgende Daten wichtig:

1. **Glykämischer Index (GI, glycemic index)**
   = Blutzuckeranstieg nach Konsum einer Nahrungsmittelmenge, die 50 g Zucker enthält, z. B. 50 g Zucker oder 100 g Brot oder 1.600 g Paprika.
   Durch den Konsum der gleichen Zuckermenge lässt sich die Dynamik der Blutzuckerveränderung vergleichen.

> **Glykämischer Index (GI, glycemic index)**
> = Blutzuckeranstieg von 50 g KH / Blutzuckeranstieg von 50 g Glucose mal 100
> **Beispiele:**
> GI Vollkornbrot, 100 g = GI 70
> GI Paprika, 1.600 g = GI 15

2. **Glykämische Last (GL, glycemic load)**
   = Glucoseäquivalenz, beschreibt den Blutzuckeranstieg nach Konsum einer zucker- und stärkehaltigen Portion im Vergleich zu reiner Glucose.
   Da kein Mensch genau 50 g Zucker, 100 g Brot und schon gar nicht 1600 g Paprika auf einmal isst, reicht der Glykämische Index alleine nicht aus, um die Zuckerbelastung eines Nahrungsmittels zu bestimmen. Deshalb verrechnet man den Glykämischen Index eines Nahrungsmittels mit der Kohlenhydratmenge der Portion und bestimmt so die Glykämische Last.

   Um die Glykämische Last zu berechnen benötigt man also folgende Daten:
   - Glykämischer Index (GI) des Nahrungsmittels
   - Kohlenhydratmenge der Portion (berechnet aus Gewicht und KH-Anteil des Nahrungsmittels)

   Die Glykämische Last (GL) lässt sich dann leicht berechnen:
   Formel: GL = GI mal KH-Menge der Portion / 100

## Glykämische Last (GL, glycemic load)

= GI mal KH-Menge der Portion / 100

Beispiele:

GL Vollkornbrot (2 Scheiben, Gewicht 120 g, KH-Anteil 50%)
GL Vollkornbrot (120 g) = GI 70 x 60 g KH / 100 = 42 g

GL Milcheis (2 Kugeln, Gewicht 40 g, KH-Anteil 25%)
GL Milcheis (40 g) = GI 50 x 10 g KH / 100 = 5 g

GL Paprika (1 Stück, Gewicht 150 g, KH-Anteil 3%)
GL Paprika (150 g) = GI 15 x 4,5 g KH / 100 = 0,7 g

Die GL von 2 Scheiben Vollkornbrot (120 g) beträgt 42 g und entspricht einer Zuckermenge von 42 g Glucose, das heißt von 42 g reinem Traubenzucker.
Dagegen hat eine Portion Milcheis (2 Kugeln, 40 g) einen GL von 5 g und entspricht einer Zuckermenge von 5 g Glucose.
Eine Paprika hat sogar nur eine GL von 0,8 g und entspricht einer Zuckermenge von 0,8 g Glucose.

Ich denke, die Glykämische Last (GL) ist eine große Hilfe für den Patienten, um die Zuckermenge der einzelnen Nahrungsmittel in der täglichen Praxis zu vergleichen, denn:
**Der Mensch denkt und isst in handvoll, mundvoll und bauchvoll, d.h. in Portionen.**

In folgender Abbildung 59 habe ich zur besseren Übersicht und Vergleichbarkeit der Auswahl an Nahrungsmitteln, neben dem Glykämischen Index GI, die Glykämische Last GL einer normalen Portion zugeordnet.

| Glykämische Last von Getreide, Reis, Mais | | | | |
|---|---|---|---|---|
| **Stärke** | **KH-Anteil in %** | **KH-Menge pro Portion** | **GI** | **GL** |
| Stärke = Glucose + Glucose | 100 | | 95 | |
| Breze, Weißbrot, 70 g | 55 | 38 g | 95 | 36 g |
| Vollkornsemmel, 60 g | 50 | 30 g | 60 | 18 g |
| Pizza, 100 g | 70 | 70 g | 60 | 42 g |
| Vollkornbrot, fein gemahlen, 1 Scheibe 60 g | 50 | 30 g | 70 | 20 g |
| Vollkornbrot mit Körnern, 1 Scheibe 60 g | 50 | 30 g | 50 | 15 g |
| Müsli, Haferflocken 4 EL = 40 g | 60 | 24 g | 55 - 70 | 14 g |
| Reis, 80 g | 78 | 62 g | 55 - 80 | 44 g |
| Kartoffeln, Pommes, 300 g | 15 | 45 g | 70 - 95 | 36 g |
| Nudeln, 100 g | 70 | 70 g | 50 - 70 | 42 g |
| Maismehl, 100 g | 65 | 65 g | 70 | |

| Glykämische Last von Fleisch oder Fisch | | | | |
|---|---|---|---|---|
| **Glykogen** | **KH-Anteil in %** | **KH-Menge pro Portion** | **GI** | **GL** |
| Fleisch, Fisch, Wurst, Ei | 0 g | 0 g | 0 | 0 g |

| Glykämische Last von Milch und Milchprodukten | | | | |
|---|---|---|---|---|
| **Milchzucker** | **KH-Anteil in %** | **KH-Menge pro Portion** | **GI** | **GL** |
| Milchzucker = Glucose + Galaktose | 100 g | | 40 | |
| Milch, 1 Glas, 200 g | 4 g | 8 g | 30 | 3 g |
| Joghurt, Hüttenkäse, Quark, 250 g | 4 g | 10 g | 20 | 2 g |
| Käse | 0g | 0 g | 0 | 0 g |

| Glykämische Last von Gemüse und Hülsenfrüchten | | | | |
|---|---|---|---|---|
| **Glucose + Fructose** | **KH-Anteil in %** | **KH-Menge pro Portion** | **GI** | **GL** |
| Glucose (Traubenzucker) | 50 g | | 100 | |
| Fructose (Fruchtzucker) | 50 g | | 20 | |
| Karotten, Pastinaken 2 Stück, 160 g | 5 g | 8 g | 45 | 4 g |
| Bohne, Erbsen, Linsen (Stärke) 100 g | 20 g | 20 g | 30 | 6 g |
| Tomate, Aubergine, Zucchini, 100 g | 3 g | 3 g | 15 | 0,5 g |
| Blumenkohl, Brokkoli, 200 g | 2 g | 4 g | 15 | 1 g |
| Paprika, 1 Stück, 150 g | 3 g | 5 g | 15 | 0,8 g |

| Glykämische Last von Obst und Beeren, Nüssen | | | | |
|---|---|---|---|---|
| **Glucose + Fructose** | **KH-Anteil in %** | **KH-Menge pro Portion** | **GI** | **GL** |
| Glucose (Traubenzucker) | 50 g | | 100 | |
| Fructose (Fruchtzucker) | 50 g | | 20 | |
| Apfel, 1 Stück, 200 g | 11 g | 22 g | 35 | 8 g |
| Orange, 1 Stück, 200 g | 9 g | 18 g | 45 | 8 g |
| Papaya, Mango, 200 g | 9 g | 18 g | 45 | 8 g |
| Banane, 80 g | 21 g | 17 g | 50 | 8 g |
| Weintrauben,150 g | 15 g | 22 g | 40 | 9 g |
| Kirsche, 200 g | 13 g | 26 g | 25 | 6 g |
| Fruchtsaft, 1 Glas, 200 g | 10 g | 20 g | 40 | 8 g |
| Fruchtsaftschorle, 1 Glas, 200 g | 5 g | 10 g | 40 | 4 g |
| Nüsse, 100 g | 5 g | 5 g | 15 - 30 | 1 g |

| Glykämische Last von Süßigkeiten in kleinen Portionen | | | | |
|---|---|---|---|---|
| **Saccharose = TZ + FZ** | **KH-Anteil in %** | **KH-Menge pro Portion** | **GI** | **GL** |
| Saccharose= Glucose + Fructose | 50 g | | 65 | |
| Glucose, 3 TL, 10 g | 100 g | 10 g | 100 | 10 g |
| Haushaltszucker 3 TL, 10 g | 100 g | 10 g | 65 | 7 g |
| Honig, Marmelade, 3 TL, 10 g | 75 g | 8 g | 65 | 5 g |
| Ketchup, 2 EL, 20 g | 25 g | 5 g | 70 | 4 g |
| Limo, Cola, 1 Glas, 200 g | 10 g | 20 g | 68 | 14 g |
| Schokolade, 30 g | 50 g | 15 g | 60 | 9 g |
| Gummibärchen, 1 handvoll, 20 g | 70 g | 14 g | 70 | 10 g |
| Milcheis, 2 Kugeln, 40 g | 25 g | 10 g | 50 | 5 g |

*Abb. 59: Glykämische Last unterschiedlicher Nahrungsmittel*

Jetzt wollen wir diese Tabelle noch einmal miteinander in einer Kurzzusammenfassung, sozusagen als Konzentrat, betrachten (Abb. 60).
Welche Nahrungsmittel stellen für den Organismus nun die große Belastung dar?

| **Zusammenfassung Glykämische Last von Nahrungsmitteln** | | | | |
|---|---|---|---|---|
| **Glykämische Last von Jäger+Sammler-Nahrungsmitteln** | | | | |
| | **KH-Anteil in %** | **KH-Menge pro Portion** | **GI** | **GL** |
| Fleisch, Fisch, Wurst, Käse, Ei | 0 | | 0 | 0 g |
| Milch, Joghurt, Quark, 200g | 4 | 8 g | 20 - 30 | 2 - 3 g |
| Gemüse, 200 g | 2- 5 | 4 - 10 g | 15 - 45 | 1 - 5 g |
| Hülsenfrüchte, 100 g | 20 | 20 g | 30 | 6 g |
| Obst, Beeren, Saft, 200 g | 9 - 21 | 18 - 42 g | 15 - 50 | 4 - 10 g |
| Süßigkeiten in kleinen Portionen, 10 - 40 g | 10 - 100 | 10 - 20 g | 50 - 70 | 4 - 10 g |
| **Glykämische Last von Getreide, Reis, Mais = Gras** | | | | |
| **Stärke** | **KH-Anteil in %** | **KH-Menge pro Portion** | **GI** | **GL** |
| Breze, Semmel, Vollkornbrot, 1 Stück 60 g | 50 - 60 | 30 - 36 g | 60 - 95 | 18 - 34 g |
| Nudeln, Pizza, Reis, 100 g | 70 | 70 g | 50 - 70 | 35 - 42 g |
| Kartoffeln, Pommes, 300 g | 15 | 45 g | 70 - 95 | 36 g |

*Abb. 60: Überblick Glykämische Last der Nahrungsmittelgruppen*

Die große Glykämische Last bringen nur Getreideprodukte und Kartoffeln mit, d.h. solche Nahrungsmittel, die Stärke beinhalten. Das sind all jene Nahrungsmittel, die erst kürzlich zu unserer Ernährung dazugekommen sind; also Nahrungsmittel, die durch die fehlende Anpassung nicht normal, geschweige denn optimal verstoffwechselt werden können und somit nicht artgerecht sind.

Fleisch, Fisch, Käse, Ei dagegen stellen aufgrund der fehlenden Kohlenhydrate keine Zuckerlast dar.
Auch Milchprodukte haben eine sehr geringe Glykämische Last. Als Säugetiere sollten wir ja auch eine entsprechende Anpassung an den Milchzucker geschafft haben!
Hülsenfrüchte beinhalten zwar Stärke als Kohlenhydrat, aber durch den hohen Amylopektin-Anteil einen niedrigen GI, und durch den niedrigen KH-Anteil auch eine niedrige GL. Deshalb lassen sie sich in den Bereich der Jäger+Sammler-Nahrungsmittel einordnen.
Eine Portion süßes, wohlschmeckendes Obst hat mit Fruchtzucker und Traubenzucker als Kohlenhydrate eine etwas höhere Glykämische Last, die sich aber im Bereich von 4 - 12 g Traubenzucker bewegt. Dadurch ist Obst für unseren Blutzuckerspiegel keine besondere Belastung. Nachdem Früchte und Beeren auch eine Urnahrung des Menschen darstellen, würde ich die Grenze der Glykämischen Last in diesem Bereich, d.h. bei ca. GL 12 g, ansiedeln.
Süßigkeiten in kleinen, normalen, gustatorisch gewinnbringenden Portionen, haben eine Glykämische Last von 4 - 10 g Traubenzucker und bewegen sich damit auch im Rahmen der Jäger+Sammler-Kost.
Da Haushaltszucker bekanntlich Rübenzucker ist und aus Fruchtzucker und Traubenzucker besteht, ist er eine Zuckerkombination, die wir ja von Obst und Gemüse kennen. Dadurch sind Süßigkeiten, die zwar nährstoffarm sind, trotzdem eine Ergänzung in der modernen Jäger+Sammler-Ernährung.

> *„Dosis sola venenum facit.*
> *Allein die Menge macht das Gift."*
>
> *Paracelsus (1493–1541)*

Somit ist Süßes erlaubt, wenn es nicht aus dem Rahmen fällt. Ich bin mir sicher, dass unser Magen-Darm-Trakt keine Augen besitzt, um zu unterscheiden, ob der Fruchtzucker bzw. Traubenzucker aus gesundem Obst oder Süßigkeiten stammt. Nur die Menge macht´s, sie bringt den Blutzuckerspiegel durcheinander.

Die großen Zuckermengen (hohe Glykämische Last) liefern nur stärkehaltige Nahrungsmittel (Getreide, Reis, Kartoffel), die nicht artgerecht sind.
Hier essen wir mit normalen Portionen so große Zuckermengen, die wir in Form von Obst, Zucker oder Süßigkeiten nicht annähernd essen könnten, zumindest nicht regelmäßig und die meisten nicht ohne zu erbrechen.

### 2.5.2 Wie groß ist die Glykämische Last - Bilder sagen mehr als Worte und Zahlen

Die Glykämische Last zeigt also die Blutzuckerbelastung als Glucoseäquivalenz der Portion an, d. h. sie zeigt die Menge Glucose (Traubenzucker), die den gleichen Blutzuckeranstieg zur Folge hätte. Das bedeutet, dass eine Portion Vollkornbrot (2 Scheiben, 120 g) mit der GL 42 g den gleichen Blutzuckeranstieg wie 42 g reine Glucose bewirken.

Können Sie sich darunter was vorstellen? Nicht wirklich, oder?

Um die Blutzuckerbelastung von Nahrungsmitteln vergleichen und bildhaft darstellen zu können, kann man die Formel der Glykämischen Last umkehren.

Somit ist es möglich auch die Nahrungsmittelmenge (g NM) zu berechnen, die nötig ist um z.B. aus Haushaltszucker, Schokolade, Eis oder Äpfeln die GL von Stärke-Nahrungsmittel zu erhalten.

Formel: GL = GI x KH-Menge / 100
GL / GI x 100 = KH-Menge

Aus der KH-Menge kann dann durch den KH-Anteil die Nahrungsmittelmenge berechnet werden:

KH-Menge / KH-Anteil = g Nahrungsmittel

Am Beispiel von 1 Scheibe Vollkornbrot mit 60 g (GL 21 g) will ich die Menge an Haushaltszucker berechnen, die für die gleiche Blutzuckerbelastung nötig ist:

Beispiel: Vollkornbrot (1 Scheiben, 60 g) GL 21 g in Haushaltszucker (GI 65, 100% KH-Anteil):
GL Vollkornbrot, 60 g / GI Haushaltszucker x 100 = KH-Menge Haushaltszucker
21 g / 65 x 100 = KH-Menge Haushaltszucker
21 g / 65 x 100 = 33 g KH Haushaltszucker
Bei einem 100% KH-Anteil von Haushaltszucker ergibt sich:
GL Vollkornbrot, 60 g = GL 21 g = 33 g Haushaltszucker
Nachdem 1 Würfelzucker 3 g Zucker enthält, benötigt man für die Zuckermenge von 33 g Haushaltszucker 11 Stück Würfelzucker. Somit ergibt sich folgendes Bild und auch mein Cover:

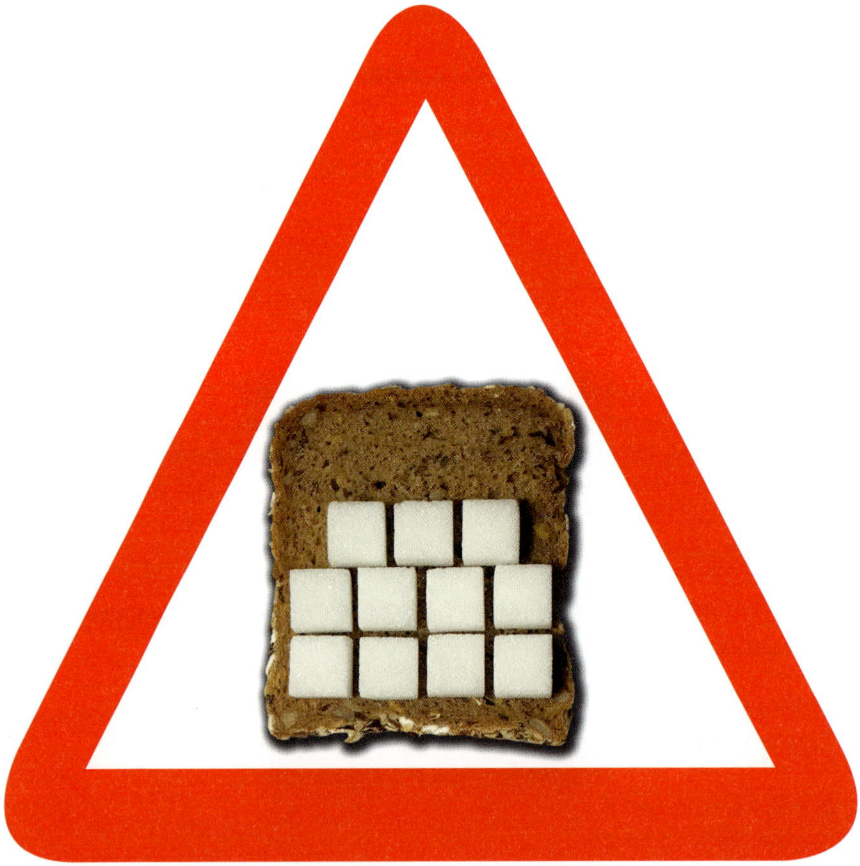

*Abb. 61: Glykämische Last von 1 Scheibe Vollkornbrot in Zuckerwürfeln*

So viele Zuckerwürfel haben die Wenigsten schon einmal gegessen, deshalb kann man sich diese Blutzuckerbelastung auch nicht wirklich vorstellen. Aus diesem Grund macht es Sinn, die GL in eine vorstellbare „Währung" umzurechnen - z.B. in Vollmilchschokolade. Eine ganze Tafel Schokolade hat fast jeder schon mal gegessen, deshalb kann man sich so diese GL von Vollkornbrot schon eher vorstellen.

In folgender Abbildung 62 ist die Glykämische Last GL von stärkehaltigen Nahrungsmitteln (Getreide, Reis, Kartoffeln) im Vergleich zu Traubenzucker, Haushaltszucker, Schokolade, Eis und Äpfeln dargestellt, um sich die Blutzuckerbelastung einer Portion Stärke-Nahrungsmittel vorstellen zu können. Wenn Sie diese Tabelle von links nach rechts lesen, sehen Sie, wie groß die Blutzuckerbelastung von Stärkeprodukten wirklich ist.

## Der etwas andere Vergleich: die Glykämische Last von Stärke-Portionen

Formel: GL = GI x g KH/100 oder GL/GI x 100 = g KH

| Portion | Traubenzucker<br>GI 100 | Haushaltszucker<br>GI 65 | Schokolade<br>GI 60 | Eis<br>GI 60 | Apfel<br>GI 35 |
|---|---|---|---|---|---|
| 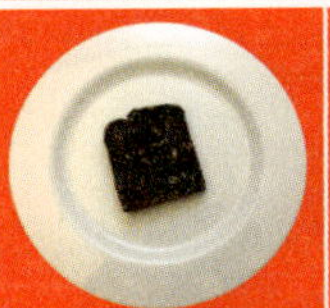<br>1 Scheibe<br>Vollkornbrot 60 g<br>**GL 21 g** | 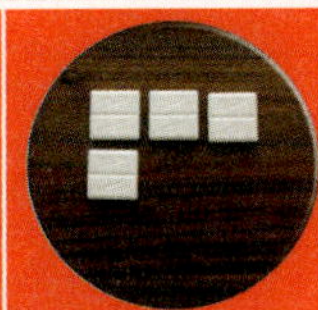<br>21 g =<br>4 Stück<br>4 TL | 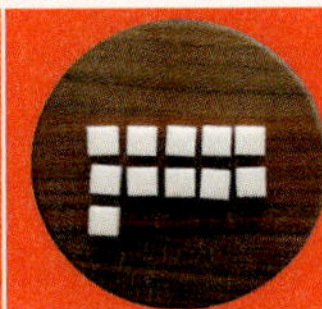<br>32 g =<br>11 Würfel<br>7 TL | 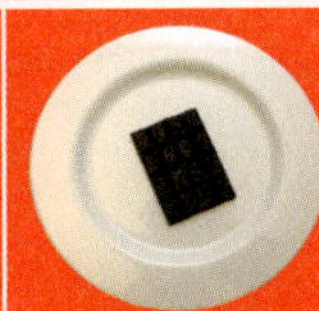<br>70 g =<br>¾Tafel | 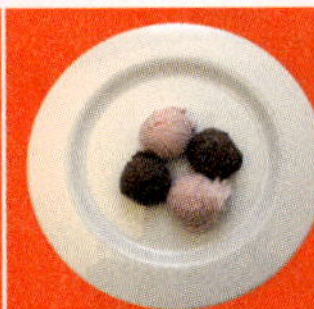<br>170 g =<br>4 Kugeln Eis | 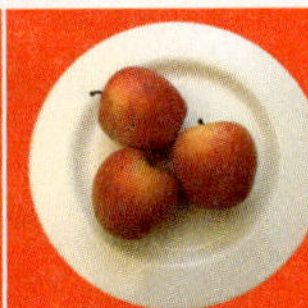<br>525 g =<br>3 Äpfel |
| 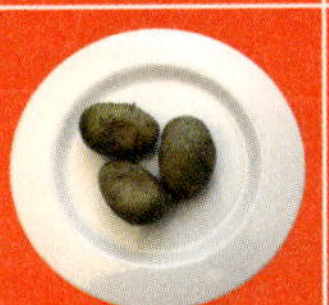<br>1 Portion<br>Kartoffel 300 g<br>Pommes 300 g<br>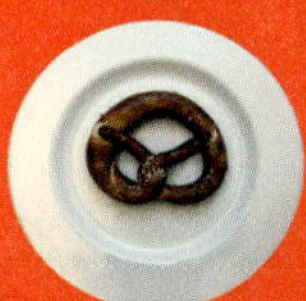<br>1 Breze 70 g<br>1 Semmel 70 g<br>5 Baguette 70 g<br>**GL 36 g** | 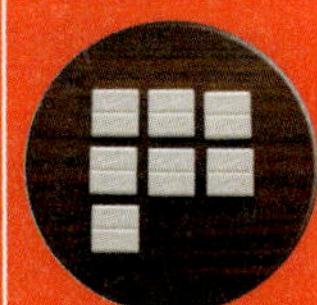<br>36 g =<br>7 Stück<br>7 TL | 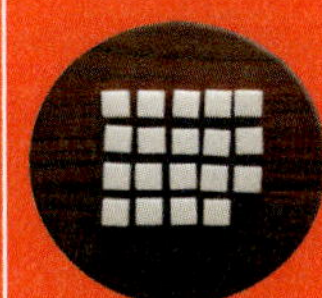<br>55 g =<br>19 Würfel =<br>11 TL | 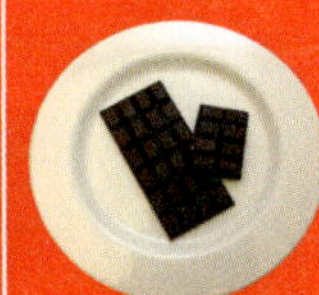<br>120 g =<br>1 ¼ Tafeln | 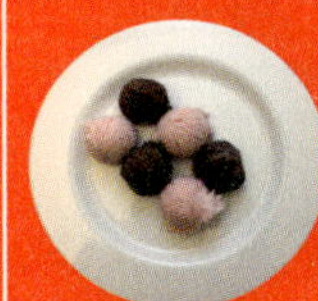<br>290 g =<br>6 Kugeln Eis | 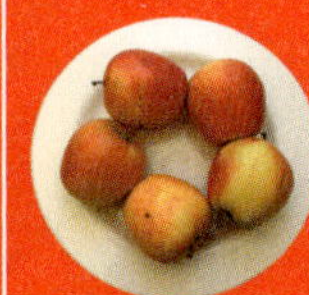<br>900 g =<br>5 Äpfel |
| 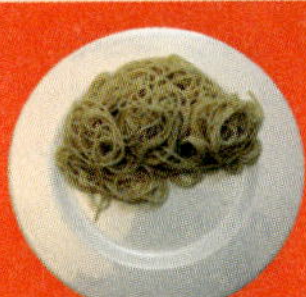<br>1 Portion<br>Nudeln 100 g<br>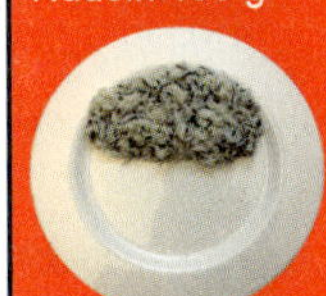<br>Reis 80 g<br>Pizza 100 g<br>**GL 42 g** | 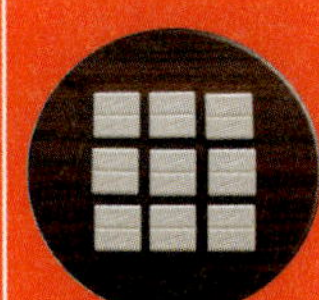<br>42 g =<br>9 Stück<br>9 TL | 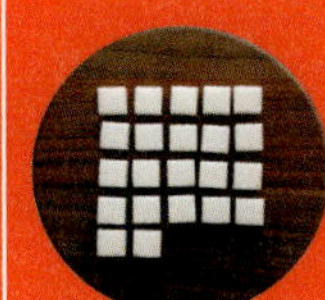<br>65 g =<br>22 Würfel =<br>13 TL | 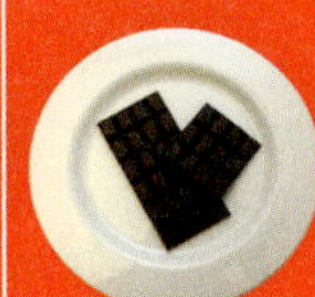<br>140 g =<br>1 ½ Tafeln | 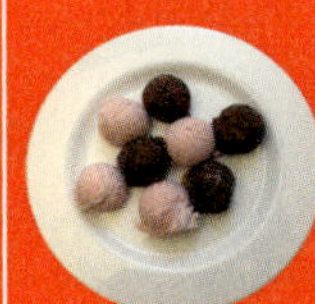<br>340 g =<br>8 Kugeln Eis | 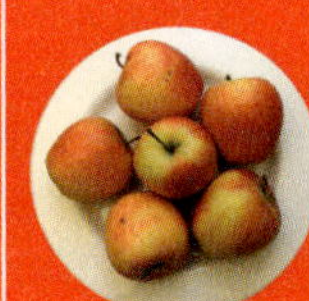<br>1050 g =<br>6 Äpfel |

*Abb. 62: Darstellung der Glykämischen Last von Getreide im Vergleich mit Süßigkeiten*

Führt man sich diese Abbildungen 62 und 63 einmal vor Augen, so kann bestimmt niemand mehr vom „gesunden Vollkornbrot“ sprechen.
Dieser Mythos ist als falsch entlarvt und hat gegen Logos verloren.

**Stärke ist kein Nahrungsmittel für den Menschen, sondern nur Zucker - in unnatürlich großen Mengen und mitverantwortlich für sehr viele Krankheiten.**

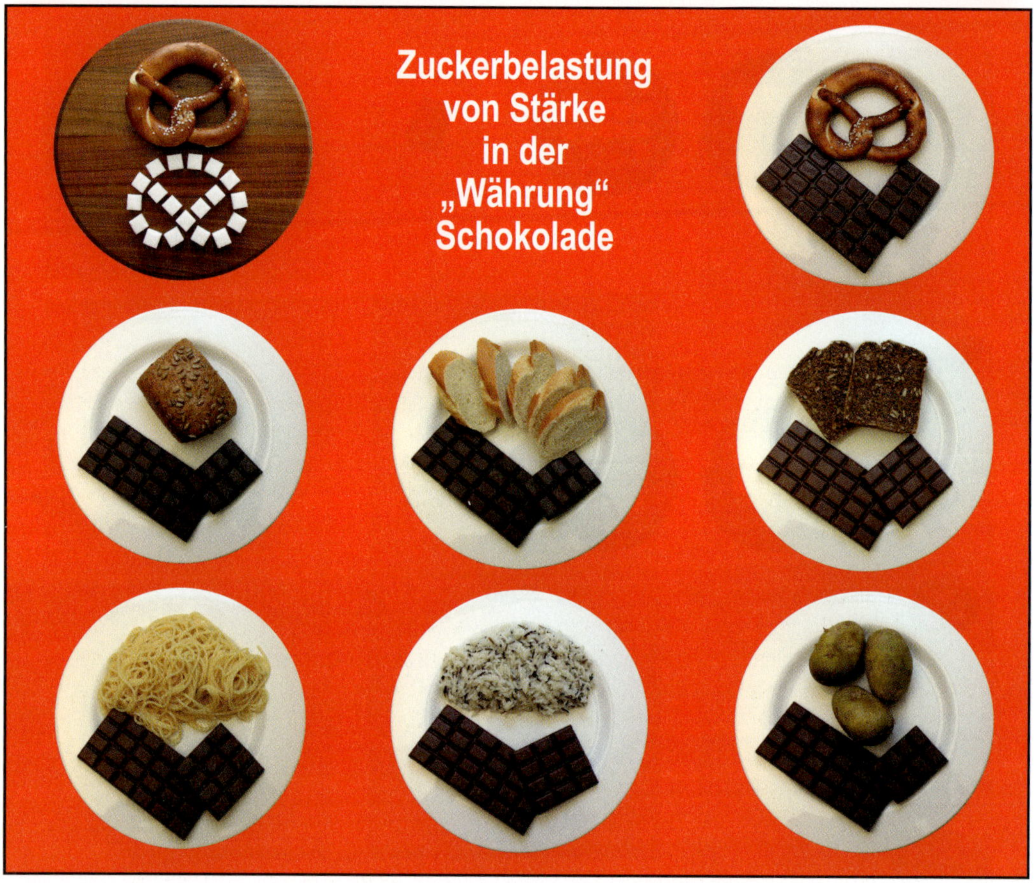


*Abb. 63: Blutzuckerbelastung (GL) durch Stärke-Nahrungsmittel im Vergleich zu Schokolade*

An die hohe Glykämische Last von Getreide, Reis und Kartoffeln sind wir nicht angepasst. Sie bringen riesige, unvorstellbare Stärkemengen und dadurch Traubenzuckermengen mit sich.

Die großen Zuckerlieferanten sind also Stärke-Nahrungsmittel.

Entsprechende Zuckermengen in Form von Süßigkeiten zu essen, wäre eine Herausforderung. Mit den Stärke-Beilagen dagegen gelingt dies ganz mühelos.

Stärke ist sehr gemein, hinterhältig und unehrlich - in Bayern sagt man „hinterfotzig“ - da wir nicht den Hauch einer Chance haben, den Zucker der Stärke zu schmecken - Stärke schmeckt nach nichts! Sie schmecken nicht einmal 1 TL Zucker von den 13 TL, die eine Portion Nudeln enthält. Deshalb erscheint es uns auch so unglaubwürdig, welche Zuckermengen in Form von Stärke-Nahrungsmitteln konsumiert werden.

**Bitte tappen Sie nicht in diese Stärke-Falle!**

Übrigens zeigen die Fotos nur die Zuckermenge einer Mahlzeit. Die Empfehlung der DGE (siehe 3.2) lautet unsinnigerweise: „insgesamt 3 dieser Kohlenhydratmahlzeiten pro Tag“ – also unglaubliche 5 Tafeln Schokolade pro Tag. **WAHNSINN!**

Selbst die „schlimmen“ Süßigkeiten haben (in kleinen Portionen) eine viel geringere Glykämische Last und bereichern als „Zuckerl“ das gustatorische Nahrungsangebot.

## 2.6 „Aber Vollkorn ist doch so nährstoffreich!“

Dieses Argument wird auch immer wieder gebraucht, um Vollkorn als gesund darzustellen. Aber stimmt das wirklich? Sind im vollen Korn, egal ob Getreide oder Reis, wirklich so viele Vitamine und Mineralstoffe, wie behauptet wird?

Natürlich sind alle möglichen Nährstoffe darin zu finden, es handelt sich ja um Pflanzen, die im Boden wachsen - der Fliegenpilz hat auch alle Nährstoffe und ist trotzdem nicht gesund!
Stärke-Nahrungsmittel enthalten unglaublich große Zuckermengen und die Nährstoffmengen sind auch nicht gerade berauschend. Von „Vollwerternährung und nährstoffreichen Kohlenhydraten“ kann hier genauso wenig die Rede sein, wie von „Kohlenhydraten, die den Blutzuckerspiegel langsam erhöhen“ (siehe 2.4).
Deshalb habe ich mir erlaubt, die Nährstoffzusammensetzung von Vollkornbrot einmal mit Vollmilchschokolade zu vergleichen:

Betrachten wir erst einmal Blutzuckerbelastung, also die Glykämische Last (= GL, siehe 2.5) von Vollkornbrot. 1 Portion Vollkornbrot (2 Scheiben je 60 g) hat eine GL von 42 g Traubenzucker. Wollen Sie die gleiche Blutzuckerbelastung durch Vollmilchschokolade schaffen, müssten Sie 140 g - also 1½ Tafeln - Schokolade essen. Vollkorn und die „langsamen“ Kohlenhydrate erscheinen nicht langsam im Blut, sondern genauso schnell wie blanker Haushaltszucker (siehe Glykämischer Index, 2.4) und zwar in so großen Zuckermengen, die ohne artfremdes Gras unmöglich zu essen wären (siehe Abb.62, 63).

Kritiker werden jetzt vielleicht sagen: „Ja aber Vollkorn liefert doch alle notwendigen Nährstoffe, genauso wie Kartoffeln und Reis. Die vollwertigen Kohlenhydrate sind ja so nährstoffreich.“
Stimmt das wirklich? Betrachten Sie den Nährstoffvergleich (Abb.64) Vitamin für Vitamin und Mineralstoff für Mineralstoff ganz genau und Sie werden feststellen, dass das Goldene Kalb Vollkornbrot sogar durchwegs weniger Nährstoffe besitzt als Vollmilchschokolade.

**Vollkornbrot liefert weniger Vitamine als Schokolade.**
**Vollkornbrot liefert weniger Mineralstoffe als Schokolade.**
**Vollkornbrot liefert weniger Eiweiß und essentielle Aminosäuren als Schokolade.**
**Vollkornbrot liefert weniger entzündungshemmende Omega3-Fettsäuren als Schokolade.**

Nudeln, Reis und Kartoffeln haben sogar noch weniger!

# Vollkorn liefert also riesige Zuckermengen und weniger Nährstoffe als Schokolade.

Die „Währung Schokolade“ ist somit ein wirklich guter Vergleich, um sich diese unglaublichen Zuckermengen der Stärke-Nahrungsmittel vorstellen zu können.
Stärke ist „hinterfotzig“, Sie schmecken nicht mal 1 TL Zucker von den 13 TL Zucker, die eine Portion Stärke (siehe Abb. 62) beinhaltet, sonst würden Sie Stärke gar nicht essen - Sie könnten diese Zuckermengen auch nicht schaffen.
Es ist wirklich egal (siehe GL, Abb. 63), ob Sie eine Portion Nudeln, Reis, Kartoffeln oder Brot (2 Scheiben) essen, oder 1½ Tafeln Schokolade! Nein, ganz egal ist es nicht - Schokolade wäre nährstoffreicher!
Sie sehen, Stärke-Nahrungsmittel (auch Vollkorn) sind weder langsam, noch nährstoffreich und vollwertig - sie sind nur Zucker in riesigen, unvorstellbaren Mengen.

| Nährstoffvergleich: Vollkornbrot - Schokolade | | |
|---|---|---|
| **die Blutzuckerbelastung (GL) von 2 Scheiben Vollkornbrot ist so groß wie bei 1½ Tafeln Schokolade - Vollkornbrot hat aber weniger Nährstoffe!** | 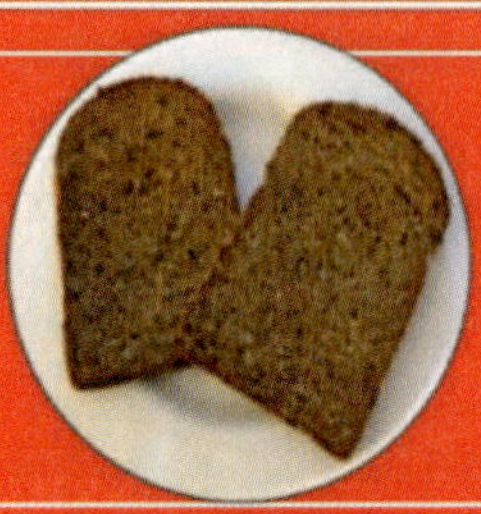 | 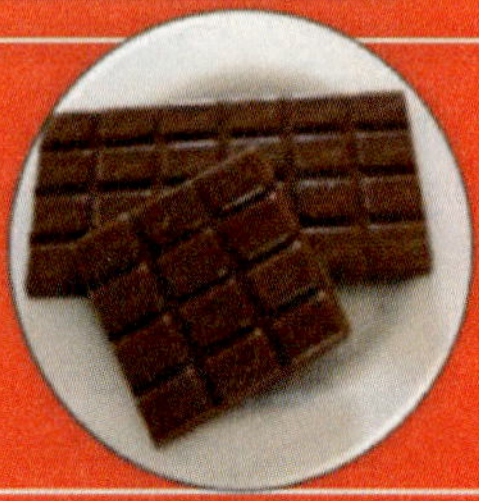 |
| **Glykämische Last** (GL = Zuckerlast pro Portion) | **2 Scheiben (je 60 g) = GL 42 g Glucose** | **GL 42 g Glucose = 140 g Schokolade** |
| Kohlenhydrate / 100 g | 50 g | 50 g |
| Glykämischer Index GI | GI 70 % | GI 60 % |
| Glykämische Last / 100 g | GL 35 g | GL 30 g |
| **Nährstoffe pro 100 g** | **Vollkornbrot** | **Vollmilchschokolade** |
| **Kohlenhydrate** | 50 g | 50 g |
| **Eiweiße** | 7,2 g | **7,4 g** |
| essentielle Aminosäuren | 3,1 g | **3,8 g** |
| **Fette** | 3 g | **33 g** |
| Omega3-FS | 0,07 g | **0,11 g** |
| Calcium | 40 mg | **200 mg** |
| Magnesium | 60 mg | **90 mg** |
| Zink | 1,5 mg | 1,5 mg |
| Kupfer | 0,2 mg | **0,6 mg** |
| Iod | 0,002 mg | **0,005 mg** |
| Eisen | 2,0 mg | **6,3 mg** |
| Vitamin B1 (Thiamin) | **0,2 mg** | 0,1 mg |
| Vitamin B2 (Riboflavin) | 0,1 mg | **0,3 mg** |
| Vitamin B3 (Niacin) | **0,6 mg** | 0,3 mg |
| Vitamin B5 (Pantothensäure) | 0,7 mg | 0,7 mg |
| Vitamin B6 (Pyridoxal) | 0,1 mg | 0,1 mg |
| Vitamin B7 (Biotin) | 0,004 mg | 0,004 mg |
| Vitamin B9 (Folsäure) | 0,03 mg | 0,03 mg |
| Vitamin B12 (Cobalamin) | 0,000 mg | **0,001 mg** |
| Vitamin A (Retinol), β-Carotin | 0,00 mg | **0,05 mg** |
| Vitamin C (Ascorbinsäure) | 0,00 mg | **1,90 mg** |
| Vitamin E (Tocopherol) | 0,1 mg | 0,1 mg |

*Abb. 64: Nährstoffvergleich: Vollkornbrot mit Vollmilchschokolade (Quelle: Bundeslebensmittelschlüssel[22])*

## 2.7 Zusammenfassung: Vollkorn macht kränker

Um den Überblick zu wahren, werde ich nun mit diesen unstrittigen Fakten, die zweifelsfrei belegen, dass Vollkornbrot nicht gesund ist, nochmals die lückenlose, logische und bio-logische Argumentationskette aufbauen und den roten Faden spinnen.

Ich möchte noch einmal ganz deutlich darauf hinweisen: Diese erwiesenen Fakten, mit denen ich argumentiere, sind so verständlich, sonnenklar, logisch und einleuchtend, dass selbst ein Laie sie versteht.
Sie sind auch so hieb- und stichfest und unbestreitbar, dass selbst ein Professor seine falsche Meinung ändern muss.
Falls irgendwelche Studien diesen unstrittigen Fakten und Naturgesetzen entgegenstehen, kann man davon ausgehen, dass im Studiendesign oder bei der Auswertung irgendwelche Fehler gemacht wurden.
Denn der Apfel fällt eben doch nicht auf den Baum hinauf!

### Die Faktenlage:

1. Getreide und Reis sind Süßgräser (siehe 2.1)
2. Hauptbestandteil von Getreide und Reis ist Stärke (Kohlenhydratanteil 50 – 80%, siehe 2.2)
3. Stärke ist Traubenzucker (bis zu 4.000 Traubenzuckermoleküle, siehe 2.3)
4. Stärke aus Vollkorn erscheint genauso schnell im Blut wie Haushaltszucker (Glykämischer Index, siehe 2.4)
5. Stärkenahrungsmittel liefern so große Zuckermengen, die mit Süßigkeiten nur schwer zu schaffen sind (Glykämische Last, siehe 2.5)
6. Sogar Schokolade hat mehr Nährstoffe als Vollkornbrot (Bundeslebensmittelschlüssel, siehe 2.6)

Bei Betrachtung dieser Faktenkette lässt sich nur eine einzige logische Schlussfolgerung ziehen:

# Stärke = Zucker

Stärke-Nahrungsmittel - auch in Form von Vollkorn - liefern so große Zuckermengen, die mit Süßigkeiten kaum zu schaffen sind.
Große, unnatürlich hohe Zuckermengen gibt es nur mit Stärke.

**Stärke ist kein Nahrungsmittel für den Menschen, sondern nur Zucker - in unnatürlich großen Mengen und mitverantwortlich für sehr viele Krankheiten.**

LOGOS gewinnt gegen MYTHOS!!!

Große Zuckermengen und dadurch **logischerweise auch Stärke** stellen für verschiedene Krankheitsprozesse ein grundlegendes Problem dar. Welche Auswirkungen große Zucker- und Stärkemengen auf die Gesundheit haben, wurde schon im Kapitel 1 ausführlich besprochen.

**Durch Stärke-Nahrungsmittel isst man so große Zuckermengen, die mit Süßigkeiten kaum zu schaffen sind, deshalb gilt:**

# Zucker macht krank - Vollkorn macht kränker

# 3. ... und keiner merkt´s

Dieser Nachsatz zum Titel ist genauso notwendig wie mein Büchlein. Sie haben ja gesehen, dass die Entlarvung des größten Ernährungsfehlers „Vollkorn ist gesund" gar nicht so schwierig ist. Durch 6 einfache Fakten (siehe 2.7) ist dies für jeden verständlich und nachvollziehbar.
Deshalb ist es auch umso unverständlicher, dass Stärke und Vollkorn nie als Zucker gesehen werden. Die einfache biochemische Wahrheit und unstrittiger Fakt:

## Stärke ist Zucker!

wird ständig ignoriert.

*„Viele Leute stolpern über die Wahrheit,*
*die meisten stehen auf und gehen weiter*
*als ob nichts gewesen wäre."*

*Unbekannt*

Sie, liebe Leser, haben die Wahrheit verstanden. Somit lassen sich auch schnell und einfach alle Ernährungsempfehlungen, die auf Stärke-Nahrungsmittel basieren, als grundsätzlich falsch und gesundheitsgefährdend erkennen.

Trotz dieser einfachen und unstrittigen Faktenlage hatte ich folgendes erschreckendes Erlebnis nach der Veröffentlichung meines ersten Buches „Prophylaxe und Therapie durch Artgerechte Ernährung".
Die Präsidentin der Deutschen Rheuma-Liga (größte Selbsthilfegruppe mit über 300.000 Mitgliedern) antwortete mir: „Ihr Brief hat mich schon sehr betroffen gemacht. Sie schreiben, dass in Ihrem Buch mit unstrittigen Fakten klar gestellt wird, dass die Rheuma-Liga eine Ernährungsempfehlung der Deutschen Gesellschaft für Ernährung weitergibt, die mit der täglichen Zuckermenge von 5 Tafeln Schokolade Entzündungen fördert und das bei Hunderttausenden von Rheumapatienten." Sie verwies mich an den verantwortlichen Ernährungsexperten, damit dieser sich kritisch mit meinen Argumenten auseinandersetzen soll. In einem persönlichen Telefonat argumentierte er: „Ach wissen Sie Herr Wührer. Das ist jetzt meine ganz persönliche Meinung: Stärke ist kein Zucker, deshalb brauchen wir auch nicht mehr weiterdiskutieren."
Dies war eine wissenschaftliche Diskussion auf höchstem Niveau: Schnee ist schwarz! „...meine ganz persönliche Meinung: Stärke ist kein Zucker!"
Ich glaube dazu ist alles gesagt.

## 3.1 „Zucker schlecht – Vollkorn gesund“ in allen Medien

Den Mythos vom „gesunden Vollkornbrot“ können Sie in allen Medien lesen. Überall wird berichtet wie „gesund die komplexen, nährstoffreichen Kohlenhydrate“ sind. Diese falsche Information wird auch von fast allen Ernährungsexperten und Selbsthilfegruppen an Ernährungsbewusste und Patienten weitergegeben.

Sie wissen es nun besser!

Nach der Veröffentlichung meines ersten Buches „Prophylaxe und Therapie durch Artgerechte Ernährung“, habe ich sehr, sehr viele Versuche gestartet, um die wichtige Information „Vollkorn ist auch nur Zucker“ in die Medien zu bringen. Nachdem alle - auch anfangs vielversprechenden - Versuche scheiterten, habe ich beschlossen, die Kerninformation meines großen Buches in Form dieses kleinen Büchleins an die Patienten zu bringen.
Die Medien versagen hier total, eine gesundheitliche Aufklärung wird hier nicht erwünscht. Sie stolpern lieber über die Wahrheit und gehen weiter als ob nichts gewesen wäre.
Bestes Beispiel dafür, ist ein Telefonat mit dem Chefredakteur von Focus Gesundheit und Focus Diabetes. Nach Darlegung meiner Fakten sagte er zu mir:„ Lieber Herr Wührer. Wir müssen uns an wissenschaftliche Fakten halten, deshalb folgen wir der Empfehlung der DGE:“
Traurigerweise ignorierte er meine wissenschaftlichen Fakten (siehe 2.7) und lustigerweise beharrte er auf der Empfehlung der Deutschen Gesellschaft für Ernährung (DGE), wobei die DGE selbst zugibt, dass es keine wissenschaftliche Begründung für ihre Empfehlung gibt (siehe 3.3).

## 3.2 Was ist die Deutsche Gesellschaft für Ernährung (= DGE)?

Nachdem wir uns die Schäden und Belastungen durch Stärke und Zucker angesehen haben, will ich mit Ihnen die offizielle Ernährungsempfehlung kritisch betrachten. Diese offizielle Ernährungsempfehlung lautet: „wenig Fleisch und tierische Fette zu essen, sowie mehr als 50% der Kalorien aus langkettigen, langsamen und vollwertigen Kohlenhydraten zu decken“, was jederman für gesund und nährstoffreich hält.
Diese offizielle Ernährungsempfehlung wird seit 1956 von der **D**eutschen **G**esellschaft für **E**rnährung (= **DGE**) ausgesprochen, die zum Großteil vom Bundesamt für Ernährung und Landwirtschaft finanziert wird.
Das Leitbild der DGE besagt Folgendes: „Ziele und Aufgaben der DGE sind es, ernährungswissenschaftliche Erkenntnisse zu vermitteln und die Gesundheit der Bevölkerung in Deutschland durch gezielte, wissenschaftlich fundierte und unabhängige Ernährungsaufklärung und Qualitätssicherung zu fördern.“
Um dem Leitbild der DGE gerecht zu werden, will **ich** auf den nächsten Seiten noch einmal **wissenschaftlich fundierte und unabhängige Fakten** zusammenfassen, um die Fehler der offiziellen Ernährungsempfehlung der **D**eutschen **G**esellschaft für **E**rnährung (= **DGE**) aufzudecken.
Diese offizielle Ernährungsempfehlung: „wenig Fleisch und tierische Fette zu essen, sowie mehr als 50% der Kalorien aus langkettigen, langsamen und vollwertigen Kohlenhydraten zu decken“, ist grundsätzlich falsch, entzündungsfördernd und gesundheitsgefährdend.
Diese offizielle Empfehlung wird jedoch von allen nationalen und internationalen Ernährungsgesellschaften gleichermaßen ausgesprochen.
Deshalb steht die Abkürzung „**DGE**" in meinem Buch nicht nur für die „**D**eutsche **G**esellschaft für **E**rnährung", sondern auch für „**D**ie **G**esamten nationalen und internationalen **E**rnährungsgesellschaften".

Diese offizielle - aber falsche - Empfehlung zur optimalen Ernährung wird gebetsmühlenartig von der DGE und den Ernährungsberatern wiederholt, so dass sich in den Köpfen der Leute der Mythos vom „gesunden Vollkornbrot und schlechten Fett“ eingeprägt hat.

## 3.3 Wie sieht die offizielle Ernährungsempfehlung aus?

Die Basis der offiziellen Ernährungsempfehlung sind „langkettige, langsame und vollwertige Kohlenhydrate" mit dem Ziel „mehr als 50% der Kalorien mit diesen langkettigen, langsamen und vollwertigen Kohlenhydraten" zu decken.
Auch die Ernährungspyramide (siehe Abb. 65) der DGE spiegelt diese Empfehlung wider.
Basis einer leistungsfähigen, gesundheitsfördernden Ernährung sollen laut DGE „Brot, Nudeln, Kartoffeln und Reis" sein.

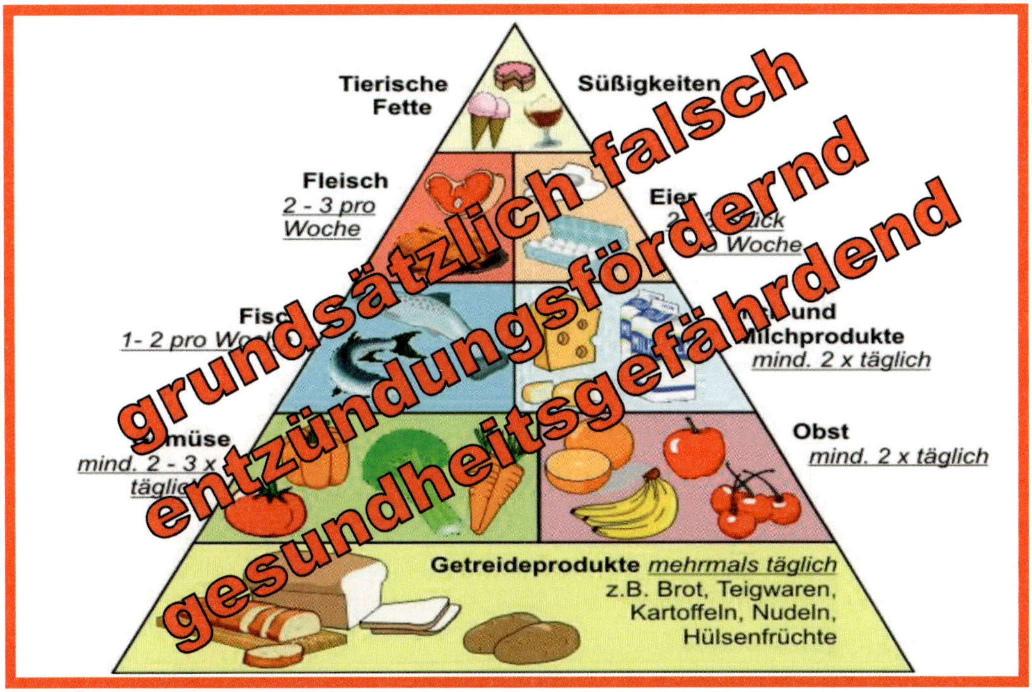
Tierische Fette
Süßigkeiten
Fleisch
2 - 3 pro Woche
Milchprodukte
mind. 2 x täglich
Obst
mind. 2 x täglich
Getreideprodukte mehrmals täglich
z.B. Brot, Teigwaren, Kartoffeln, Nudeln, Hülsenfrüchte
grundsätzlich falsch
entzündungsfördernd
gesundheitsgefährdend

*Abb. 65: Ernährungspyramide der Deutschen Gesellschaft für Ernährung (DGE)*

Die DGE begründet die Empfehlung von „mehr als 50% der Kalorien aus Kohlenhydraten" im Glauben, Fette wären schlecht und machen dick, deshalb werden vorsichtshalber nur „30 % der Kalorien aus Fett" angesetzt. Auch Eiweiße sollten ihrer Meinung nach nicht zu viel gegessen werden, deshalb wird der Kalorienanteil auf nur „20% aus Eiweiß" begrenzt.
Nachdem für Eiweiße 20% und für Fette weniger als 30% angesetzt werden, bleiben rein rechnerisch mehr als 50% für die Kohlenhydrate übrig.
Allerdings hat die DGE nach eigenen Angaben **„keine evidenzbasierte Begründung für die optimalen Energieanteile der energieliefernden Nährstoffe"** (siehe DGE-Position: Richtwerte für die Energiezufuhr aus Kohlenhydraten und Fett).
Diese Pyramide wurde 2005 von der 3D-Ernährungspyramide mit dem Ernährungskreis abgelöst, allerdings blieben die Ernährungsrichtlinien die gleichen. Ein Beispiel der Umsetzung der Ernährungsempfehlung der DGE findet sich auf ihrer Internetseite (www.dge.de): „So könnte beispielsweise die Lebensmittelauswahl entsprechend dem DGE-Ernährungskreis aussehen:"

| Lebensmittel | Orientierungswerte für Erwachsene |
|---|---|
| **Gruppe 1:**<br>Getreide, Getreideprodukte, Kartoffeln | täglich<br>• 4 – 6 Scheiben (300 g) Brot und<br>• 1 Portion Kartoffeln (300 g) **oder**<br>1 Portion Nudeln (100 g) **oder**<br>1 Portion Reis (80 g)<br>Produkte aus Vollkorn bevorzugen |
| **Gruppe 2:**<br>Gemüse und Salat | täglich<br>• mindestens 3 Portionen (400 g) Gemüse |
| **Gruppe 3:**<br>Obst | täglich<br>• mindestens 2 Portionen (250 g) Obst |
| **Gruppe 4:**<br>Milch und Milchprodukte | täglich<br>• 200 – 250 g fettarme Milch u. Milchprodukte und<br>• 2 Scheiben (50 – 60 g) fettarmen Käse |
| **Gruppe 5:**<br>Fleisch, Wurst, Fisch und Eier | **wöchentlich**<br>• 300 – 600 g fettarmes Fleisch und Wurst und<br>• 1 Portion (80 – 150 g) fettarmen Seefisch und<br>• 1 Portion (70 g) fettreichen Seefisch und<br>• bis zu 3 Eier (inkl. verarbeitetes Ei) |
| **Gruppe 6:**<br>Öle und Fette | täglich<br>• 10 – 15 g Öl (z. B. Raps-, Walnussöl) und<br>• 15 – 30 g Margarine oder Butter |
| **Gruppe 7:**<br>Getränke | täglich<br>• rund 1,5 Liter energiefreie/-arme Getränke |

**grundsätzlich falsch**
**entzündungsfördernd**
**gesundheitsgefährdend**

*Abb. 66: Beispielhafte Umsetzung des DGE-Ernährungskreis (leicht gekürzt)*
*Quelle: www.dge.de (offizielle Internetseite der Deutschen Gesellschaft für Ernährung)*

Wenn wir uns diese DGE-Empfehlung einmal genau ansehen, fällt auf, dass die Pyramide und die entsprechende Empfehlung auf der breiten **Basis der Stärke-Nahrungsmittel** (Brot, Nudeln, Reis und Kartoffel) aufgebaut ist.
Die DGE empfiehlt zwar „mehr als 50% der Kalorien mit diesen langkettigen, langsamen und vollwertigen Kohlenhydraten zu decken“ - tatsächlich konsumieren Sie aber durch diese **DGE-Empfehlung mehr als 50% der Kalorien mit langkettigem, schnellen und nährstoffarmen Zucker!**
Und genau das ist das grundlegende Problem: Stärke ist nur zusammengeklebter Traubenzucker (siehe 2.3). Die Basis der DGE-Empfehlung ist Zucker - und zwar in so unvorstellbar großen Mengen (siehe 2.5.2), die ohne Stärke-Nahrungsmittel unmöglich zu essen wären. Außerdem ist die DGE-Empfehlung auch nährstoffarm, da Stärke-Nahrungsmittel nicht mit großen Nährstoffmengen gesegnet sind (siehe 2.6).

**Die DGE-Empfehlung ist eiweißarm, fettarm und nährstoffarm mit riesigen Zuckermengen - genau das ist die Kombination, die chronischen Entzündungen und dadurch allen Krankheiten den Weg ebnet.**

Nachdem das Fundament falsch und wackelig ist, ist logischerweise die DGE-Empfehlung grundsätzlich falsch. Ein schlechtes Fundament richtet mit der Zeit an der Gesundheit ähnliche Schäden an wie an einem Haus oder einer Pyramide.

Die DGE-Empfehlung ist nur ein Nachbeten des Mythos: „Das gesunde, nährstoffreiche Vollkornbrot und die langsamen Kohlenhydrate sind die Basis einer optimalen Ernährung".
Woher kommt dieser Mythos? Wie kann man sich so irren?

## 3.4 Wie entstand der Mythos vom gesunden Vollkornbrot?

Der Mythos vom gesunden Vollkornbrot ist eng verknüpft mit der Fett-Hysterie. Im Buch „Mehr Fett" von Ulrike Gonder und Dr. Nicolai Worm[12] findet sich ein sehr ausführlicher, geschichtlicher Rückblick im Kapitel über die „Kurze Geschichte der Fett-Phobie". Dieser Blick in die Geschichte der Ernährungsempfehlung ist wichtig, um die Entstehung des Mythos „von den langkettigen, langsamen Kohlenhydraten" zu verstehen.

1859 beschrieb der niederländische Physiologe und Arzt Jakob Moleschott die Ernährungsgewohnheiten von Bauern, Landarbeitern und Eisenbahnarbeitern. Hierbei erfasste er die grundsätzliche Zusammensetzung der Nahrung. Im Durchschnitt wurden von diesen Arbeitern täglich 130 g Eiweiß, 84 g Fett und 404 g Kohlenhydrate gegessen. Dabei setzte sich die Kalorienmenge aus 20% Eiweiß, 25% Fett und 55% Kohlenhydraten zusammen (Energieprozent).
Die Untersuchungen von Jakob Moleschott waren reine Bestandsaufnahmen, um festzustellen, „wie das Essen zusammengesetzt sein muss, um kräftig arbeiten zu können". Hierbei befragte er ausschließlich das schwer arbeitende Volk. Das schwer arbeitende Volk waren aber die Armen, die sich kein teures Fleisch leisten konnten und mit Brot und Kartoffeln sehen mussten, dass sie nicht verhungerten. Deshalb hatten sie eine eiweißarme, fettarme und kohlenhydratreiche Ernährung! Nachdem diese armen Arbeiter aber **schwer arbeiten** konnten, war **ihre** Ernährung optimal - logisch, oder?
Diese Ernährungsempfehlung mit großen Kohlenhydratmengen in Form von Brot, Nudeln, Reis und Kartoffeln wurden von verschiedenen Autoren immer wieder wiederholt und durch die aufkommende Fett-Phobie in Stein gemeißelt.
1881 beschrieben die Münchner Ernährungsexperten um Pettenkofer, Voit und Rubner das „Voitsche Kostmaß" mit 118 g Eiweiß, 56 g Fett und 500 g Kohlenhydraten - also prinzipiell eine ähnliche Zusammensetzung wie Moleschott.
1917 empfahlen die britischen Ernährungsexperten des „Food War Committee" eine Ernährung mit 10% Eiweiß, 25% Fett und 65% Kohlenhydraten, die 1935 vom Völkerbund übernommen wurde.
Seit 1956 spricht die DGE ihre Ernährungsempfehlung auf der Basis der internationalen Empfehlungen aus (20% Eiweiß, 30% Fett und mehr als 50% Kohlenhydrate).
Die heutige Ernährungsempfehlung ist also nichts anderes als das „arme-Leute-Essen" vor 160 Jahren - „selten Fleisch und überwiegend Brot, Nudeln, Reis und Kartoffeln"!
Allerdings hat die DGE nach eigenen Angaben „keine evidenzbasierte Begründung für die optimalen Energieanteile der energieliefernden Nährstoffe" (siehe DGE-Position: Richtwerte für die Energiezufuhr aus Kohlenhydraten und Fett). Das heißt übersetzt: „Wir wissen es auch nicht, aber macht es uns einfach alle nach!" „Dann machen wir erst mal so weiter, wie seit 160 Jahren!"

*„Eine neue wissenschaftliche Wahrheit pflegt sich nicht in der Weise durchzusetzen, dass ihre Gegner überzeugt oder als belehrt erklärt werden,
sondern viel mehr dadurch, dass die Gegner allmählich aussterben und
die heranwachsende Generation von vorne herein mit der Wahrheit vertraut gemacht wird. "*

*Max Plank*

In meiner Praxis erkläre ich seit Jahren jedem Patienten ganz ausführlich, wie eine optimale Ernährung als Jäger+Sammler aussieht. Daraufhin sagte eine Patientin zu mir: "Wir essen genauso. Mein Mann ist Perser. In Persien isst man Fleisch oder Fisch mit Gemüse und Salat. Brot und Reis gibt´s nur, wenn überraschend Besuch kommt und das Essen nicht reicht."
Ich weiß zwar nicht, wie richtig diese Aussage in Bezug auf die persische Küche ist, sie beschreibt allerdings die Bedeutung von Stärke-Nahrungsmitteln in der Menschheitsgeschichte ganz genau: **„wenn das Essen nicht reicht".**
Stärke-Nahrungsmittel verhindern das Verhungern.
Stärke-Nahrungsmittel sind aber trotzdem keine gesunden, leistungsstarken und optimalen Nahrungsquellen für den einzelnen Menschen, sondern nur Zucker mit wenigen Nährstoffen - artfremdes, nährstoffarmes Zuckergras!

## 3.5 Was ist drin im Goldenen Kalb Vollkorn?

Der biblische Tanz ums GOLDENE KALB wiederholt sich in der Neuzeit in Bezug auf die „gesunden, nährstoffreichen, langsamen Kohlenhydrate Getreide, Reis und Kartoffeln".
Von der DGE werden alle Studien - und sogar das eigene Gehirn - so verdreht, dass der Wald vor lauter Bäumen nicht mehr zu sehen ist.
**Stärke ist nur Traubenzucker!**
Stärke-Nahrungsmittel bringen so viel Zucker mit sich wie Sie in Form von Zucker nicht essen könnten (siehe Abb. 62,63). Diese empfohlenen Zuckermengen sind nur durch ein artfremdes Futtermittel - mit Gras - zu schaffen.

Das Goldene Kalb Vollkorn - wird Zeit, dass wir wieder den richtigen Glauben finden, den Glauben an unseren logisch denkenden Verstand!

Wenn wir das Goldene Kalb Vollkorn einmal vom Sockel holen und in Einzelteile zerlegen, dann sehen wir, was wirklich alles drin ist an „gesunden, nährstoffreichen, langsamen Kohlenhydraten - Getreide, Reis und Kartoffeln".

Riesige Zuckermengen, da Vollkorn und die „langsamen" Kohlenhydrate nicht langsam im Blut erscheinen, sondern genauso schnell wie blanker Haushaltszucker (GI, siehe 2.4) und zwar in so großen Zuckermengen, die ohne artfremdes Gras unmöglich zu essen wären (GL, siehe 2.5, Abb.63).
Das Goldene Kalb Vollkornbrot hat sogar durchwegs weniger Nährstoffe als Vollmilchschokolade (siehe 2.6).

Die „Währung Schokolade“ ist somit ein wirklich guter Vergleich, um sich diese unglaublichen Zuckermengen der Stärke-Nahrungsmittel vorstellen zu können.
Stärke ist „hinterfotzig“, Sie schmecken nicht mal 1 TL Zucker von den 13 TL Zucker, die eine Portion Stärke (siehe Abb. 62) beinhaltet, sonst würden Sie Stärke gar nicht essen - Sie könnten diese Zuckermengen auch nicht schaffen.
Es ist wirklich egal (siehe GL, Abb. 63), ob Sie eine Portion Nudeln, Reis, Kartoffeln oder Brot (2 Scheiben) essen, oder 1½ Tafeln Schokolade! **Nein, ganz egal ist es nicht - Schokolade wäre nährstoffreicher!**
Sie sehen, Stärke-Nahrungsmittel (auch Vollkorn) sind weder langsam, noch nährstoffreich und vollwertig - sie sind nur Zucker in riesigen, unvorstellbaren Mengen.
Genau diese zuckerreichen, nährstoffarmen Stärke-Nahrungsmittel stellen die Basis - das Fundament - der „offiziellen, gesunden DGE-Ernährungsempfehlung“ dar. Spätestens jetzt wissen Sie, warum diese DGE-Empfehlung berechtigterweise von mir den Stempel

**grundsätzlich falsch**
**entzündungsfördernd**
**gesundheitsgefährdend**

erhalten hat.
Damit Sie sich ein Bild von diesen täglichen Zuckermengen machen können, habe ich eines für Sie gemacht. Ich habe die DGE-Tagesempfehlung (siehe Abb. 67) fotografiert und die Zuckerlast (GL) in die Währung Schokolade umgerechnet.

# DGE-Tagesempfehlung

## ... in der „Währung“ Schokolade

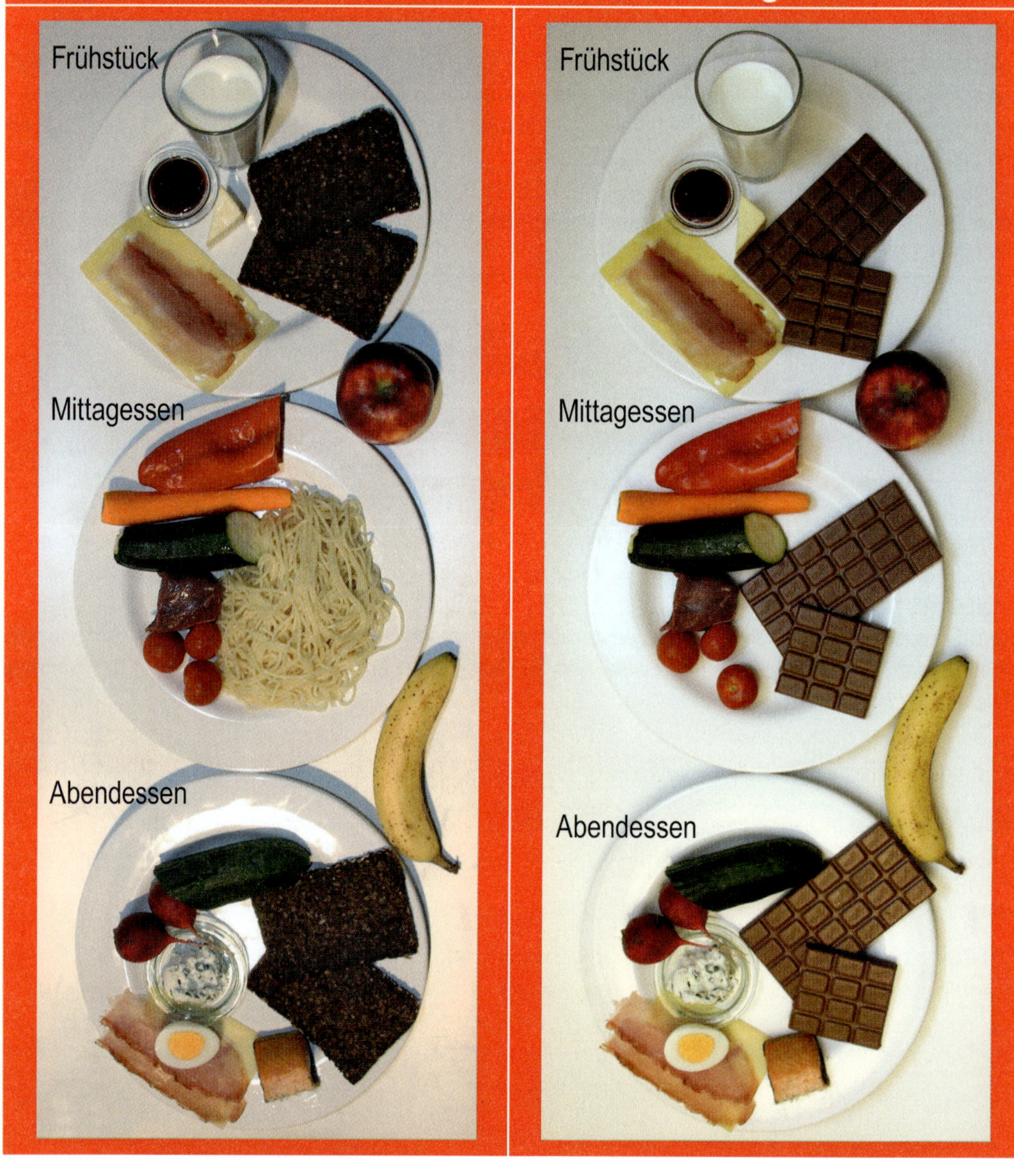


*Abb. 67: DGE-Tagesempfehlung in der „Währung“ Schokolade*

Bei dem Anblick dieser Fotos kann einem richtig schlecht werden. 5 Tafeln Schokolade - (oder 40 TL Zucker) diese unvorstellbar große Menge an Zucker sollen laut DGE-Empfehlung gesund sein. Diese Menge sollten Sie essen - und zwar jeden Tag.

Obwohl feststeht, welche gesundheitlichen Schäden Zucker anrichtet (siehe 1.6).

## 3.6 Zusammenfassende Bemerkung zur DGE-Empfehlung:

Wenn wir jetzt unsere Fakten und Belege, die wir bis zum jetzigen Zeitpunkt gesammelt haben, zusammenfassen, ergibt sich einzig und allein folgender logischer Schluss:

**Jede Ernährungsempfehlung auf der Basis von Stärke-Nahrungsmitteln ist grundsätzlich falsch, entzündungsfördernd und gesundheitsgefährdend!**

Für diese Behauptung gibt es unumstößliche Belege:

1. Stärke-Nahrungsmittel liefern riesige Zuckermengen (GL), die genauso schnell im Blut erscheinen wie blanker Haushaltszucker (GI).
2. Die Blutzuckerbelastung nach einer normalen Portion eines Stärke-Nahrungsmittels ist so groß wie nach 1½ Tafeln Schokolade oder 13 TL Zucker (siehe Abb. 62). Dadurch konsumieren Sie mit „gesunden, langsamen, nährstoffreichen, langkettigen Kohlenhydraten" die Zuckermenge von 5 Tafeln Schokolade - an jedem Tag.
3. Da die Blutzuckerbelastung (GL) von Stärke ähnlich hoch ist wie von blankem Zucker, verursacht die Stärke genauso viele Belastungen und Schäden wie auch der Zucker, das Insulin und auch die AGEs (siehe 1.6).
4. Die riesigen Zuckermengen (GL) können nur mit einem artfremden Futtermittel - mit Gras - gegessen werden. In Form von Zucker könnten Sie diese Mengen, die offiziell empfohlen werden, gar nicht essen - zumindest nicht regelmäßig. (siehe DGE-Tagesempfehlung, Abb. 67)
5. Weidetiere, die an Gras angepasst sind, verfüttern diese Zuckermengen an die Bakterien im Pansen und leben dann von diesen Bakterien. In den Darm und ins Blut aufgenommen werden nur Eiweiße und Fette (siehe 2.3.1).
6. Stärke-Nahrungsmittel sind auch nicht nährstoffreich. Vollmilchschokolade hat mehr Nährstoffe als das Goldene Kalb Vollkornbrot, Nudeln, Reis und Kartoffeln (siehe Abb.64). Stärke-Nahrungsmittel haben eine niedrige Nährstoffdichte - Sie müssen viel davon essen und haben trotzdem nur wenige Nährstoffe. Der Bauch ist vollgestopft und macht deshalb auch oft Beschwerden (siehe 1.2).
7. Die tägliche Eiweißmenge der DGE-Empfehlung liegt nur bei mageren 50 g Eiweiß pro Tag, was für die meisten Menschen nicht ausreichend ist.
8. Stärke-Nahrungsmittel haben auch ein sehr schlechtes Omega6:Omega3-Verhältnis von 20:1, was sowohl die Entzündungs- als auch die Thromboseneigung und damit das Herzinfarkt- und Schlaganfallrisiko erhöht.

**Durch die unvorstellbaren Zuckermengen und den Nährstoffmangel ist jede Ernährungsempfehlung auf der Basis von sämtlichen Stärke-Nahrungsmitteln grundsätzlich falsch, entzündungsfördernd und gesundheitsgefährdend!**

Stärke-Nahrungsmittel sind nicht gesund, sondern nur nährstoffarmes, zuckerreiches Gras - es ist das „arme-Leute-Essen“ vor 160 Jahren. Mit einer gesunden, nährstoffreichen, leistungsstarken Ernährung hat das nichts zu tun.

Wenn auch viele junge Leute und auch Hochleistungssportler Nudeln, Vollkornbrot und Müsli essen, bedeutet dies noch lange nicht, dass Stärke-Nahrungsmittel gesund und leistungsfördernd sind - sie halten diese Zuckerbelastung eben nur besser aus.
Klippenspringer machen Kopfsprünge und Saltos aus 30 Metern Höhe und halten die Belastung dieser Sprünge auch aus - dadurch werden diese Sprünge trotzdem nicht gesund und leistungsfördernd.

**Die Frage ist nicht,
ob nährstoffarme Stärke-Nahrungsmittel gesund sind,
sondern ob und wie lange
der Körper diese unvorstellbare Zuckerbelastung aushält!**

Eine optimale Ernährung hat eine hohe Nährstoffdichte, da man mit wenig Essen schnell satt - aber nicht voll - ist. Gleichzeitig stehen dadurch dem Organismus alle nötigen Nährstoffe zur Verfügung, um lange satt und fit zu bleiben.
Basis der Gesundheit legt eine artgerechte, nährstoffreiche, zuckerarme und absolut schmackhafte **Jäger+Sammler-Ernährung.**

# 4. ... und was jetzt?

Ich weiß ja nicht, ob die Medien durch dieses kleine Büchlein auf den größten Ernährungsfehler aufmerksam werden. Wäre zwar schön, ist aber nicht so wichtig.

Viel wichtiger ist, was Sie persönlich aus der Erkenntnis dieses Buches machen.

## Wagen Sie den Versuch – verändern Sie Ihre Ernährung, dadurch verändern Sie Ihre Beschwerden und Ihr Leben!

> *„Der schwierigste Weg, den ein Mensch zurücklegen kann,*
> *ist der zwischen Vorsatz und Ausführung."*
>
> *Bertrand Russell*

Es ist nie zu spät, sein Leben zu ändern und seine Gesundheit selbst in die Hand zu nehmen. Nach 4 Wochen wollen Sie nicht mehr anders essen, weil Sie sehen, um wie viel besser sich Ihr Bauch anfühlt, wie viel fitter Sie sind und um wie viel sich Ihre teils jahrelangen Beschwerden reduziert haben.

> *„Ob Sie denken, dass Sie es können,*
> *oder ob Sie denken, dass Sie es nicht können -*
> *in beiden Fällen haben Sie recht."*
>
> *Henry Ford (1863-1947)*

Sollen Sie wirklich gar kein Getreide essen? Stärke ist Zucker, je nach Gesundheitszustand können Sie sich diesen Zucker schon mal als „Zuckerl" leisten, aber bei Beschwerden sollten Sie so selten und wenig wie möglich davon essen.
Je jünger, je fitter Sie sind und je mehr Bewegung Sie haben, desto mehr an Zucker können Sie sich leisten. Zucker bleibt aber Zucker, ist immer eine Belastung und muss gepuffert und ausgeglichen werden. Wer jung und fit ist, hält einiges aus, ob Alkohol oder Zucker - dadurch wird Stärke mit ihren riesigen Zuckermengen trotzdem nicht gesund!

Zum Abschluss noch eine kleine Bemerkung: Thema dieses Buches ist Ernährung, wir haben jetzt ganz ausführlich über Artgerechte Ernährung gesprochen.
Zur Gesunderhaltung und optimalen Leistungsfähigkeit gehört natürlich auch eine
**artgerechte Haltung mit artgerechter Ernährung und Bewegung.**

Unsere Vorfahren haben sich auch viel bewegt und waren den ganzen Tag auf Nahrungssuche beim Jagen oder Sammeln und verfolgten die Nahrung.
Heute im Zeitalter von „Menschlicher Käfighaltung“ (Büro, Auto, Wohnzimmer) ist es so, dass die Nahrung uns den ganzen Tag verfolgt.
Deshalb ist es wichtig, dass sie trotz moderner Gesellschaft, genügend Auslauf haben – bleiben Sie in Bewegung – Keep on moving!

**Und vergessen Sie nicht:**

# Stärke = Zucker

Getreide und Reis sind
nicht gesund und nährstoffreich
– sondern nur nährstoffarmes Zuckergras

Vollkornprodukte, Reis und Kartoffeln sind nicht gesund, denn sie sind nährstoffarm und liefern mit ihrer Stärke so große Zuckermengen, die nur durch diese artfremden Futtermittel (Gras) zu konsumieren sind. Jede Ernährungsempfehlung auf der Basis von Stärke-Nahrungsmitteln ist grundsätzlich falsch, entzündungsfördernd und gesundheitsgefährdend!

Es ist also Zeit zum Umdenken:

*Ein Professor händigte die Unterlagen für das Abschlussexamen aus und verursachte einige Verwirrung bei den Studenten.*
*Einer von ihnen sprang auf und rief aufgeregt:*
*„Aber, Herr Professor, das sind ja die gleichen Fragen, die Sie uns bei der letzten Klausur gestellt haben!“ -*
*„Stimmt“, sagte er, „die Fragen sind die Gleichen, aber die Antworten haben sich geändert.“*

*Unbekannt*

**Wenn Sie genauer wissen wollen** wie eine optimale Ernährung aussieht und wie das Kochen ohne Stärke-Nahrungsmittel funktioniert, dann empfehle ich Ihnen mein Bücherset

# Prophylaxe und Therapie durch Artgerechte Ernährung

Das Lehrbuch der modernen Ernährungstherapie erklärt anschaulich, logisch, ausführlich und spannend, wie eine optimale, artgerechte Ernährung aussieht.
Dabei werden die Fehler und Gefahren der offiziellen Ernährungsgesellschaften aufgezeigt, die viel Vollkorn und Stärke empfehlen.

Dieses Buch beschreibt ausführlich, wie Krankheitsprozesse (Entzündungen, Schmerz) ablaufen und wie Sie selbst durch eine optimale, nährstoffreiche und artgerechte Ernährung verschiedenste Krankheiten schnell und einfach beeinflussen können.
Mit dem abschließenden Kochkurs und den 70 Rezepten im beiliegenden „Kochbuch für Artgerechte Ernährung" halten Sie ein vollständiges Lehrwerk in Händen, das von A bis Z alles beinhaltet, was Sie für eine gesundheitsfördernde, optimale Ernährung wissen müssen.

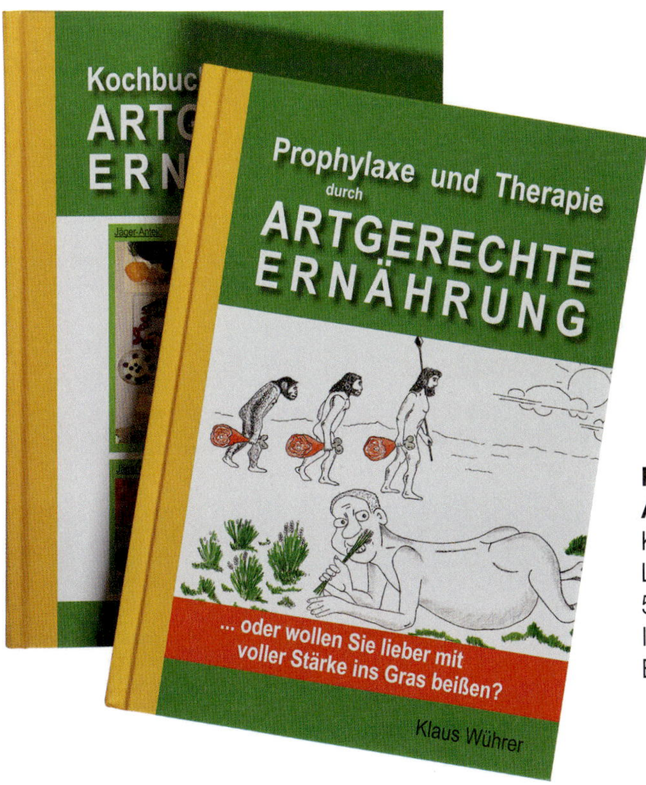


**Prophylaxe und Therapie durch Artgerechte Ernährung**
Klaus Wührer
Lehrbuch mit Kochbuch
500 Seiten, 220 Abb., Hardcover,
ISBN: 978-3-9816200-0-9
Bücherset: Preis 40,- €,

**Wenn Sie nur die praktische Anleitung** in Form eines Kochkurses mit 70 Rezepten brauchen, dann kaufen Sie sich mein

## Kochbuch für Artgerechte Ernährung

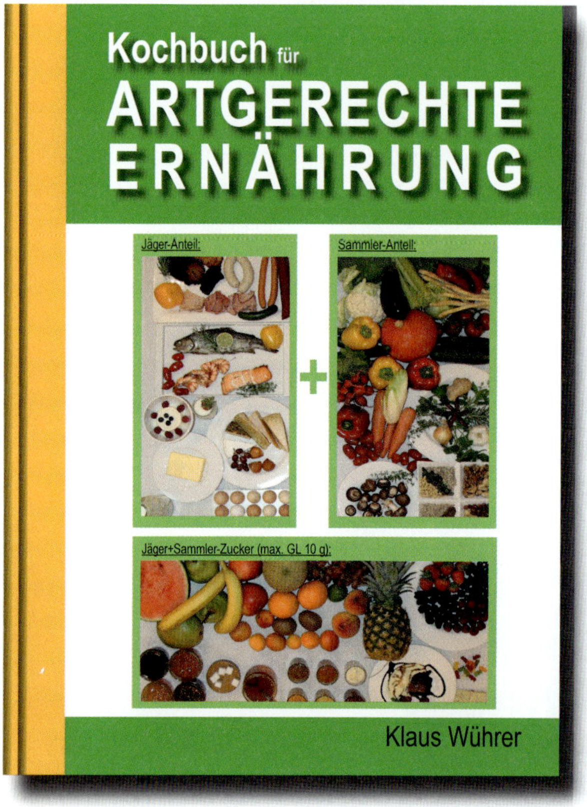


**Kochbuch für Artgerechte Ernährung**
Klaus Wührer
90 Seiten, 70 Abb., Hardcover,
ISBN: 978-3-9816200-2-3
Preis 20,- €,

Sachregister:

Abbildungsverzeichnis:

# Quellenverzeichnis:


1. www.nurseshealthstudy.org
2. world health organization: Guideline: Sugars intake for adults and children, 2015
3. Löffler, Petrides: Biochemie & Pathobiochemie. 7. Auflage 2003. Springer Verlag, Berlin, Heidelberg, New York
4. Florian Horn: Biochemie des Menschen. 5.Auflage 2012. Georg Thieme Verlag, Stuttgart
5. Wolfgang Lutz: Leben ohne Brot. Die wissenschaftlichen Grundlagen der kohlenhydratarmen Ernährung. 16. Auflage 2007. INFORMED Presse- & Werbe GmbH, Fachverlag für Medizin, Gräfelfing
6. Dr. Nicolai Worm: Syndrom X oder Ein Mammut auf den Teller. Mit Steinzeitdiät aus der Wohlstandsfalle. 8. Auflage 2010. Systemed Verlag, Lünen.
7. Ulrike Gonder, Dr. Nicolai Worm: Mehr Fett. Warum wir mehr Fett brauchen, um gesund und schlank zu sein. 2. Auflage 2010. Systemed Verlag, Lünen
8. Petra Reuter, Jutta Hägele: Aminosäuren-Kompendium. Ein Leitfaden für die klinische Praxis. 2001. Verlag Hygieneplan, Bad Homburg
9. William M Rand, Peter L Pellett, Vernon R Young: Meta-analysis of nitrogen balance studies for estimating protein requirements in healthy adults. Am J Clin Nutr 2003;77:109–27.
10. Mohammad A Humayun, Rajavel Elango, Ronald O Ball, and Paul B Pencharz: Reevaluation of the protein requirement in young men with the indicator amino acid oxidation technique. Am J Clin Nutr 2007;86:995–1002.
11. Dr. Ulrich Strunz, Andreas Jopp: Forever Young. Geheimnis Eiweiß. 4. Auflage 2008. Wilhelm Heyne Verlag, München
12. U. Gonder, H. Lemberger, Dr. Nicolai Worm: Fett Guide. Wie viel Fett ist gesund? Welches Fett wofür? 2012. Systemed Verlag, Lünen
13. Stossier H, Bayer W: Studie zum Einfluss von Leinöl und Fischöl als Quellen für Omega-3-Fettsäuren auf den Fettsäurestatus. Zs. f. Orthomol. Med. 2009; 7(4):11-15.
14. Sahneexperiment: www.labor-bayer.de/2011/newsletter-2011-11.html
15. Josef H. Reichholf: Das Rätsel der Menschwerdung. Die Entstehung des Menschen im Wechselspiel mit der Natur. 8. Auflage 2010. Deutscher Taschenbuch Verlag GmbH & Co. KG, München
16. Josef H. Reichholf: Warum die Menschen sesshaft wurden. Das größte Rätsel unserer Geschichte. 2008. S. Fischer Verlag GmbH, Frankfurt am Main
17. Josef H. Reichholf: Was stimmt? Evolution. Die wichtigsten Antworten. 2007. Verlag Herder Freiburg im Breisgau
18. Peter Spork: Der Zweite Code, Epigenetik oder: Wie wir unser Erbgut steuern können. 3. Auflage Mai 2012. Rowohlt Verlag GmbH
19. Bruce H. Lipton, Ph.D.: Intelligente Zellen. Wie Erfahrungen unsere Gene steuern. 8. Auflage 2009. KOHA-Verlag GmbH Burgrain
20. Stefanie Klinger. Intestinale Glucoseaufnahme beim Rind: Einfluss der alimentären Stärkeversorgung beim Kalb und der Fettmobilisierung bei hochleistenden Milchkühen. Tierärztliche Hochschule Hannover, 2012
21. Loren Cordain, Ph.D: Das Getreide, zweischneidiges Schwert der Menschheitsgeschichte. 1. Deutsche Auflage 2004. Novagenics-Verlag
22. Bundeslebensmittelschlüssel BLS_3.01
23. David J.A. Jenkins: Glycemic index of foods: a physiological basis for carbohydrate exchange. The American Journal of Clinical Nutrition 1981;34:362-366
24. Kaye Foster-Powell, Janette Brand Miller: International tables of glycemic index. Am J Clin Nutr 1995;62:871S-93S

25. F. Mangiameli, Dr. N. Worm, A. Knauer: Logi Guide. Tabellen mit über 500 Lebensmitteln, bewertet nach ihrem glykämischen Index und ihrer glykämischen Last. 1. Auflage der überarbeiteten Neuauflage 2011. Systemed Verlag, Lünen
26. Tobias Lechler. Die Ernährung als Einflussfaktor auf die Evolution des Menschen. Universität Hannover, 2001
27. Alexander Ströhle und Andreas Hahn: Was Evolution nicht erklärt Kommentar zum Beitrag: Aktuelle Ernährungsempfehlungen vor dem Hintergrund prähistorischer Ernährungsweisen. Ernährungs-Umschau 50 (2003), S. 420–425
28. Remer T, Manz F: Potential renal acid load of foods and its influence on urine pH. Journal of the American Dietetic Association 1995, 95:791-797
29. www.physioklin.de/physiosbh.html, Säure-Basen-Haushalt, Prof. Dr. med. Rolf Zander, ehemals Institut für Physiologie & Pathophysiologie Universität Mainz
30. Wayner DD, Burton GW, Ingold KU, Barclay LR, Locke SJ: The relative contributions of Vitamin E, urate, ascorbate and proteins to the total peroxyl radical-trapping antioxidant activity of human blood plasma. Biochim Biophys Acta 1987 Jun 22; 924(3):408-19
31. Habermann Volker, Antioxidantien im Plasma von pädiatrischen Patienten mit Morbus Crohn oder Colitis Ulcerosa, Dissertation Universität Hamburg, Fachbereich Medizin 1999
32. Kyung Mee Kim et al.: Simultaneous determination of uric acid metabolites allantoin, 6-aminouracil, and triuret in human urine using liquid chromatography-mass spectrometry. J Chromatogr B Analyt Technol Biomed Life Sci. 2009 January 1; 877(1-2):65-70
33. Bruce N. Ames, Richard Catchcart, Elisabeth Schweirs and Paul Hochstein: Uric acis proves an antioxidant defese in humans against oxidant- and radical-cauced aging and cancer: A hypothesis. Proc. Natl. Acad. Sci. USA, Vol. 78, No. 11, pp 6858-6862, November 1981
34. Prof. Dr. med. Ursula Gresser: Diagnose und Therapie der Gicht. Deutsches Ärzteblatt, Jg. 100, Heft 44, 31.10.2003
35. Lathem, Rodnan: Impairment of Uric Acid excretion in Gout. Journal of Clinical Investigation. Vol. 41, No. 11, 1962
36. Frei, Schober-Halstenberg: Nierenersatztherapie in Deutschland. Bericht über Dialysebehandlung und Nierentransplantation in Deutschland 2006/2007. QuaSi-Niere, www.bundesverband-niere.de
37. Gertjan Schaafsma: The Protein Digestibility-Corrected Amino Acid Score. J. Nutr. 130: 18658-18678, 2000
38. Poortmans JR, Dellalieux O.: Do regular high protein diets have potential health riks on kidney function in athletes? Int J Sport Nutr Exerc Metab. 2000 Mar; 10 (1):28-38
39. Ravnskov, Uffe: Mythos Cholesterin. Die zehn größten Irrtümer. 2. Auflage 2004. Hirzel Verlag Stuttgart.
40. Souci, Fachmann, Kraut: Die Zusammensetzung der Lebensmittel, Nährwert-Tabellen. 6. Auflage 2000. CRC Press Inc.
41. Collier et al.: Factors affecting insulin-like growth factor-I concentration in bovine milk: J Dairy Sci. 1991 Sept; 74 (9): 2905-11.
42. Guler et al.: Insulin-like growth factors I and II in healthy man. Estimations of half-lives and production rates. Acta Endocrinologica (Copenh) 1989, 121: 753-758.
43. Schleip, Thilo: Laktose-Intoleranz. Wenn Milchzucker krank macht. 3. Auflage 2001. Verlagsgruppe Lübbe GmbH & Co. KG
44. Schleip, Thilo: Fructose-Intoleranz. Wenn Fruchtzucker krank macht.2005. TRIAS Verlag in MVS
45. Sevin G, Akcay YD, Ozsarlak-Sozer G, Yasa M: Low-Dose Fluvastatin Prevents the Functional Alterations of Endothelium Induced by Short-Term Cholesterol Feeding in Rabbit Carotid Artery. ScientificWorldJournal. 2012;2012:671728
46. Jahresbericht zum Nationalen Rückstandskontrollplan (NRKP) vom Bundesamt für Verbraucherschutz und Lebensmittelsicherheit (BVL). www.bvl.bund.de

47. www.bvl.de
48. www.iges.de
49. Silbernagl Stefan, Lang Florian: Taschenatlas der Pathophysiologie. 1998. Georg Thieme Verlag, Stuttgart
50. Robert Schmidt, Florian Lang, Manfred Heckmann: Physiologie des Menschen mit Pathophysiologie.31. Auflage 2010. Springer Medizin Verlag
51. Gvozdjáková Anna: Mitochondrial Medicin, Mitochondrial Metabolism, Deseases, Diagnosis and Therapy. 2008. Springer Science + Business Media B.V.
52. Kremer Heinrich: Die stille Revolution der Krebs- und Aids-Medizin. 6.Auflage 2006. Ehlers Verlag GmbH, Wolfratshausen
53. Ralf Meyer: Die Logik und Zwangsläufigkeit von Krebs und seinen Vorläufererkrankungen – eine neue Dimension der Medizin. 4. erweiterte Auflage.
54. Dawud, Schrieber, Schomburg, Adjaye: Human Embryonic Stem Cells and Embryonal Carcinoma Cells have overlapping and distinct Metabolic. SignaturesPLoS ONE 7(6): e39896. doi:10.1371/journal.pone.0039896.
55. de.wikibooks.org/wiki/Biochemie_und_Pathobiochemie
56. www.ebi.ac.uk/thornton-srv/databases/enzymes/
57. www.brenda-enzymes.info
58. www.genome.jp/kegg/pathway.html
59. T Graber, R Dziurla, R Tripmacher, G R Burmester, F Buttgereit: Hypoxia inducible factor (HIF) in rheumatology: low O2! See what HIF can do! Ann Rheum Dis 2005; 64:971-980
60. Carles Canto, Johan Auwerx: AMP-aktivated protein Kinase and ist downstream transcriptional pathways. Cell Mol Life Sci. 2010 October; 67 (20): 3407-3423
61. Carles Canto, Johan Auwerx: Calorie restriction: is AMPK as a key sensor and effector? Physiology (Bethesda). 2011 August; 26 (4): 214-224
62. www.metabolic-database.com/html/tumor_metabolome_overview.html
63. Dr. rer. nat. Johannes F. Coy, Maren Franz: Die neue Anti-Krebs Ernährung. Wie sie das Krebs-Gen stoppen. 7. Auflage 2010. Gräfe und Unzer Verlag GmbH, München
64. H.Biesalski, J. Köhrle, K. Schümann: Vitamine, Spurenelemente und Mineralstoffe. Prävention und Therapie mit Mikronährstoffen
65. Dr. Ulrich Strunz: Vitamine. Aus der Natur oder als Nahrungsergänzung - wie sie wirken, warum sie helfen.2013. Wilhelm Heyne Verlag, München.
66. Michael Martin (Hrsg.): Labormedizin in der Naturheilkunde. 2. Auflage 2002. Urban & Fischer Verlag München, Jena.
67. Dr. med. Beat Stephan Schaub: Lebendige Frauen. The iron code - Hundert Jahr Irrtum. 3. vollständig überarbeitete Auflage, November 2007. Verlag aude curare, Binningen/Schweiz.
68. Agnieszka Koziel, Andrzej Woyda-Ploszczyca, Anna Kicinska, Wieslawa Jarmunszkiewicz: The influence of high glucose on the aerobic metabolism of endothelial EA.hy926 cells. Eur J Physiol (2012) 464:657-669
69. Rodrigo Diaz-Ruiz, Nicole Averet, Daniela Araiza, Benoit Pinson, Savador Uribe-Carvajal, Anne Devin, Michel Rigoulet: Mitochondrial Oxidative Phosphorylation is regulated by fructose 1,6-bisphosphat. A possible Role in Crabtree effect induction? The journal of biological chemistry, Vol. 283, No 40 pp. 26948-26955, October 3, 2008
70. Mikulski T., Ziemba A., Nazar K.: Metabolic and hormonal responses to body carbohydrate store depletion followed by high or low carbohydrate meal in sedentary and physically active subjects. Journal of Physiology and Pharmacology, 2010, 61, 2, 193-200
71. Deborah H. Damon: Valcular-dependent effects of elevated glucose on postganglionic sympathetic neurons. Am J Physiol Heart Circ Physiol. Apr 2011;300(4):H1386-H1392

72. Gene c. Ness, Zhihong Zhao, Linda Wiggins: Insulin and glucagon modulate hepatic 3-Hydroxy-3-methylglutaryl-coenzymA reductase (HMG-CoA reductase) aktivity by affecting immunoreactive protein levels. The Journal of biological chemistry. Vol. 269, No. 46, 29168-29172, 1994
73. Alan R. Saltiel, C.Roland Kahn: Insulin signaling and the regulation of glucose and lipid metabolism. Nature, 2001 Dec 13; 414(6865):799-806.
74. Tiangang Li, Xiaoying Kong, Erika Owsley, Ewa Ellis, Stephan Strom, John Chiang: Insulin regulation of cholesterol 7α-hydroxylase expression in human hepatocytes: Roles of forkhead box O1 and sterol regulatory element-binding protein 1c. J Biol Chem. 2006 September 29: 281(39): 28745-28754.
75. Richard M. O´Brian, Daryl K. Granner: Regulation of gene expression by insulin. Biochem. J. (1991) 278, 609-619.
76. Christiane Ott, Kathleen jacobs, Elisa Haucke, Anne Navarrete Santos, Tilman Crune, Andreas Simm: Role of Advanced Glycation End Products in Cellular Signaling. Redox Biology: verfügbar ab 9.1.2014 unter: http://www.sciencedirect.com/science/article/pii/S2213231713001043
77. Sowmya Soman et al: A multicellular signal transduction network of AGE/RAGE signaling. J. Cell Commun. Signal. (2013) 7:19-23
78. Ju Young Kim et al: Advanced glycation end product (AGE)-induced proliferation of HEL cells via receptor for AGE-related signal pathways. International Journal of Oncology 33: 493-501, 2008
79. A.W.H. Tai, M.M. Newkirk: An autoantibody targeting glycated IgG is associated with elevated serum immune complexes in rheumatoid arthritis (RA). Chlin Exp Immunol 2000; 120:188-193
80. Nadeem A. Ansari, Moinuddin and Rashid Ali: Glycated lysine residues: A marker for non-enzymatic protein glycation in age-related diseases. Disease Markers 30 (2011) 317-324

# IMPRESSUM



Redaktion: Klaus Wührer
Info und Kontakt: www.ArtgerechteErnährung.de
Fotos: Klaus Wührer
Illustrationen: Klaus Wührer
Lektorat: Claudia Schwertfirm
Und wer einen Fehler findet, der darf ihn behalten.
Layout: perfect-artwork / Ernst Mötz
Druck: Passavia / Passau

ISBN 978-3-9816200-1-6
1. Auflage 2019

Wichtiger Hinweis:

Die Gedanken und Empfehlungen in diesem Buch stellen die Meinung und Erfahrung des Verfassers dar. Sie wurden vom Autor nach bestem Wissen erstellt und mit größtmöglicher Sorgfalt geprüft. Sie bieten jedoch keinen Ersatz für einen persönlichen, individuellen und kompetenten medizinischen Rat.
Jede Leserin, jeder Leser ist für das eigene Tun und Lassen auch weiterhin selbst verantwortlich.
Weder Autor noch Verlag können für eventuelle Nachteile oder Schäden, die aus den im Buch gegebenen praktischen Hinweisen resultieren, eine Haftung übernehmen.